DE LA

SPLÉNO-PNEUMONIE

PAR

Paul BOURDEL

Docteur en médecine de la Faculté de Paris
Ancien Interne en médecine et en chirurgie des hôpitaux
Ancien Interne de l'hôpital des Enfants (hôpital Trousseau)
Médaille de bronze de l'Assistance Publique
Membre de la Société clinique

PARIS

G. STEINHEIL, ÉDITEUR

2, RUE CASIMIR-DELAVIGNE, 2

1886

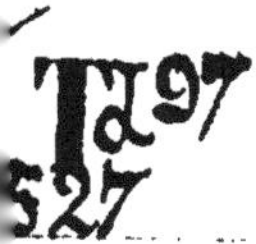

DE LA

SPLÉNO-PNEUMONIE

DE LA

SPLÉNO-PNEUMONIE

PAR

Paul BOURDEL

Docteur en médecine de la Faculté de Paris
Ancien Interne en médecine et en chirurgie des hôpitaux
Ancien Interne de l'hôpital des Enfants (hôpital Trousseau)
Médaille de bronze de l'Assistance Publique
Membre de la Société clinique

PARIS

G. STEINHEIL, ÉDITEUR

2, RUE CASIMIR-DELAVIGNE, 2

1886

DE LA

SPLÉNO-PNEUMONIE

PRÉLIMINAIRES

Sous le nom de *spléno-pneumonie*, on désigne actuellement une forme clinique de lésion aiguë du poumon, revêtant d'une façon frappante, par la plupart de ses symptômes, les apparences de la pleurésie séreuse.

Méconnue jusqu'à ces derniers temps, ou tout au moins confondue avec des états très différents de l'appareil pleuro-pulmonaire par les rares observateurs qui semblent l'avoir rencontrée, le plus souvent regardée comme une curiosité pathologique par suite des mécomptes provoqués par cette fausse apparence si marquée d'épanchement pleural, cette forme clinique spéciale n'a été que récemment isolée du groupe des congestions pulmonaires et des pneumonies. C'est donc une affection d'étude toute nouvelle; mais si elle n'a pour elle ni le prestige de l'antiquité, ni la richesse des documents bibliographiques, elle n'en mérite pas moins à juste titre, nous espérons contribuer à le montrer, une place légitime et distincte dans le cadre nosologique.

Le mot de *spléno-pneumonie* a été introduit pour la première fois en 1880 dans le langage médical par M. le Dr Joffroy qui, dans sa brillante thèse d'agrégation, l'emploie pour définir une des formes qu'il distingue dans les broncho-pneumonies aiguës (1). Par ce terme composé, entièrement basé sur l'anatomie pathologique, cet auteur s'était proposé, ainsi qu'il le fait ressortir lui-même, de bien marquer l'association des deux lésions qu'on y rencontre : d'une part la pneumonie épithéliale (splénisation), de l'autre la pneumonie suppurative ou phlegmoneuse (noyaux de broncho-pneumonie).

Dans son important travail, M. Joffroy, sans rejeter d'une façon absolue et systématique l'âge adulte de son cadre, avait eu, toutefois, pour principal objectif la pathologie de l'enfance, comme du reste tous ses devanciers dans l'étude de la broncho-pneumonie.

C'est seulement trois ans après, par analogie symptomatique de certains faits observés à l'âge moyen de la vie avec la spléno-pneumonie infantile, que cette dénomination fut étendue à la pathologie de l'adulte et y fut alors appliquée, dans un sens particulièrement clinique, à la maladie qui nous occupe.

C'est, en effet, de l'intéressante communication faite à la société médicale des hôpitaux par M. le professeur

(1) A. Joffroy. Des différentes formes de la broncho-pneumonie. Th. agrég., 1880.

Grancher dans la séance du 13 août 1883 (1), que datent
la connaissance, la description et l'individualité de cette
lésion *pleuroïde* (qu'on veuille bien nous permettre ce
néologisme) du parenchyme pulmonaire.

Dans son mémoire, M. Grancher commence par rap-
peler brièvement les symptômes de la *congestion pulmonaire simple* que Woillez a si bien mise en lumière, dont
le caractère dominant est avant tout la courte durée (de
24 heures à quatre jours) et dont le processus anatomique, à la fois fluxionnaire et inflammatoire, répond assez
bien à l'idée qu'on peut se faire d'une pneumonie avortée
ou arrêtée dans son évolution.

Mais, si le type décrit par Woillez et en tous points
inattaquable, doit rester en nosologie, l'auteur ajoute,
se fondant sur plusieurs observations tirées de son service : « Entre cette congestion pulmonaire et la pneumonie lobaire franche, à côté de la broncho-pneumonie,
*il existe un état morbide du poumon, sorte de pneumonie
subaiguë, qui simule une pleurésie avec épanchement
moyen et qui mérite une description et une dénomination propres* ».

Malgré les faits typiques et concluants rapportés à
l'appui de cette assertion, cette communication fut,
comme toutes les choses nouvelles, accueillie avec froi-
deur et réserve par quelques-uns, sans enthousiasme
par le plus grand nombre. On ne change jamais, en effet,
aisément le courant établi, ni les saintes classifications
consacrées par l'usage ; peut-être aussi, pour le cas par-

(1) Grancher. Bullet. et mém. de la Soc. méd. des hôpit., 1884
(année 1883), p. 14 des Mémoires.

ticulier, la relation de ponctions négatives avait-elle le tort d'évoquer chez certains esprits quelque fâcheux souvenir d'une méprise inattendue et restée sans explication, sur laquelle l'amour-propre n'aimait guère à revenir?

Quoi qu'il en soit, la voie était ouverte, l'attention des observateurs mise en éveil et de nouveaux faits ne devaient pas tarder à se produire. C'est qu'en effet, sans être fréquente, la spléno-pneumonie paraît cependant n'être pas non plus d'une excessive rareté et il n'est guère, croyons-nous, de service hospitalier un peu actif où, les moyens de la distinguer étant plus connus, il ne puisse être do de l'observer, au moins une fois, dans l'espace d'une ou deux années.

L'an dernier, un de nos collègues distingués, M. Queyrat (1), publiait une intéressante revue d'ensemble sur la congestion pulmonaire; établissant nettement une distinction capitale entre la congestion idiopathique et les congestions secondaires, il consacre, dans le chapitre réservé à la première, un long article à la spléno-pneumonie qu'il définit une *congestion pulmonaire à forme de pleurésie*, par opposition à la maladie de Woillez qu'il appelle une *congestion pulmonaire à forme de pneumonie*. Trois nouveaux cas (dont deux personnels à l'auteur) de spléno-pneumonies des plus nettes sont rapportés avec les plus grands détails; les symptômes y sont analysés minutieusement, quelques particularités intéressantes y sont signalées, telles que l'expectoration gommeuse,

(1) L. Queyrat. Contribution à l'étude de la congestion pulmonaire. Revue de médecine. Janvier et mai 1885.

l'absence de déviation latérale du sternum et la disparition du choc de la pointe du cœur; enfin les bases du
diagnostic sont élargies et plus solidement posées.

En même temps, de notre côté, nous avions la bonne
fortune de pouvoir en suivre, dans toutes leurs phases,
plusieurs exemples très manifestes qui nous avaient beaucoup frappés et nous avaient engagés à étudier de près
cette question encore à son enfance.

De même plusieurs de nos maîtres ou de nos collègues
recueillaient quelques observations qu'ils ont eu l'obligeance de vouloir bien nous communiquer.

Enfin, tout récemment, M. Queyrat (1) vient encore
d'en faire paraître deux cas inédits et très concluants
dans la Revue de médecine.

Réunir tous ces faits, les analyser dans leurs moindres
détails, exposer tout ce qui de près ou de loin se rapporte
à la spléno-pneumonie, donner enfin le résultat de nos
recherches personnelles, tel est le but que nous nous
sommes proposé dans ce travail; heureux, si nous pouvons, pour notre part, contribuer à consolider l'existence
de cette affection encore controversée par quelques
observateurs et à établir son indépendance nosologique.

Nous commencerons, et c'est là le point le plus important de notre tâche, par l'étude approfondie des *symptômes*.

A cet effet, malgré le côté un peu fastidieux que leur relation peut présenter pour le lecteur, nous croyons devoir

(1) L. Queyrat. Note sur deux cas de spléno-pneumonie. Revue de
médecine. Mars 1886.

multiplier les observations, les rapporter dans toute leur intégrité et discuter, pour chacun en particulier, la valeur des signes physiques qu'elles nous fournissent.

Puis, forts de ces données indispensables et appuyés sur cette base solide, nous tracerons le *tableau général* et la *marche* de la maladie.

Nous aborderons ensuite le *diagnostic* que nous établirons avec tous les développements que comporte ce côté fondamental de la question.

Enfin, nous traiterons de l'*anatomie pathologique*, encore assez incertaine par suite de l'issue ordinairement favorable de l'affection et la rareté de la sanction anatomique, puis nous terminerons par quelques considérations *thérapeutiques* tirées de l'observation des principaux symptômes.

Nous n'avons pas la prétention de considérer la question comme définitivement jugée; nous ne dissimulerons pas toutes les lacunes et tous les désiderata qu'elle présente encore aujourd'hui sur certains points. Mais, néanmoins, nous espérons pouvoir faire œuvre utile en rassemblant le faisceau de toutes les connaissances actuelles sur cette matière neuve et peu connue, en montrant les jalons successivement posés depuis trois ans et en apportant quelques nouveaux documents, dans l'attente que des recherches ultérieures viennent éclairer les côtés encore un peu obscurs d'un sujet qui intéresse à un si haut degré la clinique et la pratique médicale.

ÉTUDE DES SYMPTOMES

OBSERVATIONS

Lorsqu'on se trouve en présence d'un malade réunissant tous les signes classiques d'un épanchement pleural, et, surtout, lorsque ceux-ci : voussure plus ou moins considérable d'un côté de la poitrine, matité inférieure avec abolition des vibrations thoraciques, souffle, égophonie, pectoriloquie aphone, se sont développés au milieu d'un certain cortège fébrile, il est bien difficile de ne pas admettre que, selon toute évidence, on ait affaire à une pleurésie séreuse.

Quelques faits, cependant, tendent à prouver qu'il ne faut pas se laisser aller trop vite à formuler une pareille affirmation et se borner, sous prétexte que le diagnostic s'impose par cet ensemble symptomatique, à un examen rapide et superficiel. On pourrait, en agissant ainsi, s'exposer dans certains cas, peu fréquents il est vrai, mais dont l'existence ne saurait être douteuse, à de grandes déceptions, si ce n'est même quelquefois à d'humiliantes erreurs !

Quel est, du reste, le médecin, si instruit et si habitué qu'il soit à pratiquer la thoracentèse, qui n'ait fait, dans le cours de sa carrière, quelque ponction négative ?

Ce point de la clinique, d'une importance réelle, demande donc encore de nouveaux éclaircissements.

Déjà, dans ces derniers temps, quelques données nouvelles et précieuses ont été acquises pour ce chapitre si intéressant de la pathologie.

En effet, dans sa thèse inaugurale, un élève de Woillez, M. Bourgeois (1), signale la difficulté de diagnostic qui peut exister entre la pleurésie et certains cas de congestion pulmonaire lorsque, dans celle-ci, la matité est très accentuée, la faiblesse du murmure vésiculaire poussée très loin et (fait noté déjà par son maître), qu'il existe de l'égophonie, ainsi qu'il a eu exceptionnellement l'occasion de l'observer.

Il rapporte même un exemple où l'erreur a été commise; mais il s'empresse d'ajouter que cette erreur ne saurait être jamais de longue durée; car, si les vibrations thoraciques, quelquefois conservées, ne suffisent pas pour prévenir la méprise, la mobilité extrême des signes de la congestion, parfois la disparition du jour au lendemain, ne laissent plus aucun doute sur la nature de la maladie.

D'autre part, dans un important travail sur la pneumonie massive, M. le professeur Grancher (2) montre également combien cette forme particulière de pneumonie, où des moules fibrineux obturent les canaux bronchiques et produisent une inversion complète des signes physiques de l'inflammation commune, peut revêtir, dans quelques cas, l'apparence d'un épanchement pleural, surtout d'un épanchement très abondant qui, refoulant

(1) E. Bourgeois. De la congestion pulmonaire simple. Th., Paris, 1870.

(2) Grancher. De la pneumonie massive. Paris, 1878.

tout le poumon et effaçant le calibre des bronches, supprime dans toute une partie de la cage thoracique l'air qui y est normalement contenu. Dans ces deux conditions, en effet, ce sont des signes négatifs qui dominent : matité *absolue* sans souffle ni bronchophonie, absence complète des vibrations vocales. Mais il est bien rare, d'après cet auteur, que ces phénomènes d'ordre négatif atteignent ainsi leur maximun de développement ; bien rare aussi qu'on n'ait pas quelques crachats rouillés, au moins au début, et dans les cas où l'expectoration manque, quelques râles crépitants pour mettre sur la voie du véritable diagnostic.

Dans les cas précédents, c'est donc à titre presque exceptionnel que la difficulté pourra venir se présenter pour le clinicien, mais il n'en est plus de même, lorsqu'il s'agit de la *spléno-pneumonie*, et c'est elle que nous visions particulièrement, en faisant allusion plus haut à certains faits embarrassants et de nature à commander la plus grande attention ainsi que la méthode la plus rigoureuse dans l'examen de toute pleurésie.

Ici, en effet, la similitude semble complète ; non seulement l'ensemble des signes physiques paraît identique, mais il n'est pas jusqu'au début de la maladie, à sa marche, à son mode de terminaison même qui ne puissent souvent prêter à confusion. Tout concourt donc à vouloir déjouer les règles établies de la clinique et mener vers une erreur presque inévitable.

Heureusement, hâtons-nous de le dire, à côté de cette ressemblance si décourageante au premier abord, il existe un certain nombre de caractères différentiels qui,

avec un peu d'attention, suffisent pour éviter une semblable méprise et poser les bases du vrai diagnostic. .
Nous ne saurons donc trop insister par la suite sur ces caractères, dans l'étude symptomatique que nous allons faire de la spléno-pneumonie.

Quelques exemples nous permettront de bien faire ressortir les allures trompeuses de cette affection, en même temps qu'ils nous en montreront d'une façon détaillée tous les symptômes.

Dans l'observation suivante que nous empruntons au travail de M. le professeur Grancher et qui répond aux premières recherches sur la question, on peut juger des difficultés, qui, en dehors de toute ligne de conduite antérieurement tracée sur ce sujet, se sont présentées pour pouvoir rapporter au poumon seul ce qui paraissait dépendre, à tous égards, d'une inflammation exsudative de la plèvre.

OBSERVATION Ire

(Tirée du Mémoire de M. GRANCHER) (1)

Spléno-pneumonie gauche.

Le nommé R..... entre le 18 juillet 1883 à l'hopital Necker, dans le service de M. Grancher.

C'est un jeune homme de 24 ans, sans aucun antécédent pathologique héréditaire ou personnel.

(1) Bullet. et mém. de la Soc. méd. des hôpit., 1884 (année 1883), p. 11 des Mémoires.

Il y a trois mois, il se plaignit de souffrir d'un point de côté à gauche et vint à la consultation de Necker où des ventouses scarifiées furent prescrites et appliquées. La douleur se calma et R..... reprit son travail; mais de temps en temps, quand il faisait un effort ou une grande inspiration, la douleur reparaissait vers la 6ᵉ côte. Pas de toux ni de crachats.

Le 12 juillet, six jours avant son entrée à l'hôpital, il reçut une ondée et le soir même de ce jour un point de côté se fit sentir toujours à gauche ; en même temps survinrent un gros frisson et de la dyspnée. Dans les jours qui suivirent, il fut forcé de garder la chambre, frissonnant et toussant un peu. Il vint à l'hôpital dans cet état et le soir de son entrée le thermomètre marquait 38°,5.

Le 19. *Etat actuel*. — L'examen de la poitrine fit voir qu'il existait dans toute la partie inférieure du côté gauche depuis l'angle de l'omoplate jusqu'en bas tout le groupe des signes physiques de la pleurésie : matité avec affaiblissement considérable des vibrations, souffle aigu, broncho-égophonie, pectoriloquie aphone.

Le diagnostic des élèves fut : *Pleurésie*.

Cependant, malgré la constatation formelle des signes qui précèdent, je gardai par devers moi cette opinion que la plèvre était saine et qu'un état pathologique du poumon était la seule cause de tous les symptômes. Mais doutant encore un peu de mon diagnostic, je priai mon collègue et ami M. Rigal de vouloir bien me donner son avis. M. Rigal pensa qu'il existait avec une congestion pulmonaire un léger épanchement *pleural* et, pour lever toute incertitude, il fit, séance tenante, avec la seringue de Pravaz, *une ponction exploratrice* dans le point où l'égophonie lui parut le plus manifeste.

Cette ponction ne donna que quelques bulles d'air et une gouttelette de sérosité sanguinolente, l'aiguille étant entrée immédiatement dans le poumon.

Le lendemain et les jours suivants la fièvre fut nulle mais les mêmes signes physiques persistèrent, le malade ne toussant pas, sauf quand il se mouvait; il était pris alors d'une petite toux sans expectoration.

Le 20 et le 21, je fis *deux nouvelles explorations* et je pus constater que la seringue contenait des bulles d'air et un peu de sang dès que l'aiguille avait pénétré à 8 ou 9 millimètres de profondeur; ce qui revient à dire, étant donné l'embonpoint moyen du sujet, que la plèvre n'avait subi aucun épaississement et que le poumon était appliqué contre la paroi thoracique.

Le 22, je priai M. le professeur Potain de voir le malade et je le mis au courant des incidents qui précèdent. M. Potain reconnut que les signes plaidaient en faveur d'une congestion pulmonaire avec épanchement et ajouta que, si la preuve de la non existence de cet épanchement n'avait pas été faite, il n'eût pas hésité à admettre la présence d'une petite couche de liquide.

J'ai, depuis ce jour, soumis ce malade à l'examen de plusieurs médecins ou internes, qui tous dans l'ignorance de mes explorations conclurent à l'existence d'une pleurésie. En effet, non seulement les signes de la pleurésie étaient réalisés, mais encore toute l'évolution de la maladie, son début, sa marche, sa localisation, etc..., de sorte que l'idée d'un épanchement pleural s'imposait à un examen un peu sommaire. Il fallait pour conclure comme MM. Potain et Rigal à la présence d'une congestion pulmonaire avec un peu de pleurésie, tenir grand compte de la *qualité* du souffle et de l'égophonie.

Dans les jours qui suivirent, une amélioration sensible commençait à se produire, le souffle était plus circonscrit, la broncho-égophonie plus faible, les vibrations reparaissaient et la douleur de côté diminuait, quand le 26 juillet, R.... descendit au jardin sans permission. Il ne dit pas avoir éprouvé une sensation de froid; cependant, le soir même, la douleur revint plus intense quoique sans fièvre, sans frisson et sans toux.

Le 27, nous constatons que l'état physique a reparu à peu près tel que le premier jour. Il semble donc que la rechute ait été la conséquence de la promenade au jardin.

Etat stationnaire jusqu'au 8 août; à partir de cette date jusqu'au 29 août l'amélioration fut lente, progressive et régulière. La sonorité reparut peu à peu avec les vibrations pendant que le souffle, la pectoriloquie aphone, les crépitations et l'égophonie disparurent. A aucun moment de cette longue période de convalescence, on ne put entendre le moindre frottement pleurétique.

L'apyrexie fut complète depuis le lendemain de son entrée à l'hôpital (19 juillet), malgré la rechute à laquelle nous avons assisté. L'appétit s'était maintenu bon, la digestion satisfaisante.

R.... quitta mon service le 29 août, guéri sans aucune intervention thérapeutique.

Cependant il existait encore au niveau de la lésion pulmonaire une respiration, inspiration surtout, rude et granuleuse; ce même caractère de la respiration se retrouvait un peu partout, même au sommet du poumon gauche. C'est la trace persistante d'une congestion diffuse que nous avions notée dès l'origine sous la clavicule, où le schème n° 2 : son $+$, vibrations $+$, respiration $-$ un peu rude, s'est rencontré pendant tout le cours de la maladie.

J'ai revu ce malade deux fois, un et deux mois après sa sortie de l'hôpital, et les signes physiques d'une congestion diffuse et générale du poumon gauche persistaient, ce qui ne laisse pas de me préoccuper pour l'avenir.

Il faut avouer que dans ce cas, les ponctions exploratrices étant mises à part, il était bien difficile de ne pas admettre une pleurésie avec épanchement, ou tout au moins une congestion pulmonaire avec participation morbide de la plèvre et exsudation dans sa cavité d'une certaine quantité de liquide.

Les signes stéthoscopiques, la dyspnée, la toux sans

expectoration, l'invasion elle-même ayant suivi un refroidissement et s'étant traduite par du frisson, enfin une certaine réaction fébrile, tout plaidait fort en faveur de cette manière de voir.

L'absence constante de frottements éloignait bien un peu cette idée que la séreuse avait été atteinte; on sait, en effet, combien il est rare, dans les épanchements pleu-rétiques aigus, de n'en pas constater quelques-uns, soit tout à fait au début soit surtout après la résorption de l'exsudat. D'autre part, les signes de congestion diffuse et générale, observés dès le début dans le côté affecté, sem-blaient bien indiquer que la lésion pulmonaire tenait dans la maladie une place importante.

Néanmoins ces données étaient très vagues et, à coup sûr, insuffisantes pour permettre une affirmation.

Groupant autour de ce fait plusieurs autres aussi frap-pants, que nous aurons d'ailleurs l'occasion de rapporter par la suite, et se livrant à une étude rigoureuse et approfondie de leurs symptômes, M. Grancher établit un certain nombre de signes importants qui, au milieu de toutes les causes d'erreur entourant le diagnostic de la spléno-pneumonie, sont du plus grand secours pour pouvoir le plus souvent la reconnaître.

D'après ses recherches, en effet, il est quelquefois pos-sible, soit pendant une grande inspiration soit par la toux, de percevoir çà et là dans la zone de matité et jus-qu'à la base, de fines crépitations discrètes, souvent très fugaces, mais qui suffisent cependant, surtout si elles sont bien limitées à l'inspiration, pour établir une lésion inflammatoire du parenchyme pulmonaire.

Certains caractères fournis par le palper des parois thoraciques pendant la phonation, ont encore, à ses yeux, une plus grande valeur. C'est ainsi que la réapparition graduelle et l'augmentation progressive de bas en haut des vibrations vocales à partir du point où elles cessent d'être perçues ou d'être tout au moins très affaiblies, sont d'une importance capitale. En effet, dans la pleurésie, surtout dans celle qui s'accompagne d'un épanchement moyen, le poumon venant surnager, subit un tassement qui donne naissance au-dessus du niveau du liquide à une zone où les vibrations, plus ou moins abolies inférieurement, réapparaissent tout d'un coup et sont brusquement exagérées. Rien de semblable ne s'observe dans la spléno-pneumonie où cette zone de condensation n'existe pas et où l'on sent les vibrations renaître sous la main peu à peu, par degrés insensibles, de la base au sommet.

Enfin, M. Grancher insiste particulièrement sur l'importance qu'a, lorsque la lésion siège du côté gauche, la conservation de l'espace tympanique connu en séméiologie sous le nom d'espace semi-lunaire de Traube.

On sait, en effet, qu'à l'état normal, la grosse tubérosité de l'estomac vient soulever le diaphragme d'une façon constante quoique un peu variable suivant les individus et qu'à la percussion on trouve, de ce fait, au niveau des fausses côtes gauches, dans une étendue de trois à quatre travers de doigt, une zone de tympanisme aigu, dû à la présence de l'estomac et du côlon. Cet espace sonore dont Traube a bien mis en relief la valeur diagnostique disparaît plus ou moins complètement lorsqu'un épanchement intra-pleural vient abaisser le diaphragme et par suite l'estomac. En l'étatd'intégrité des viscères abdominaux, dit Traube, la disparition de cet espace ne peut être produite que par un épanchement pleurétique, et sa persistance suffit, à elle seule, pour écarter l'idée d'une semblable hypothèse.

L'auteur allemand a peut-être été trop loin, et nous aurons l'occasion de revenir sur cette question, à propos du diagnostic, en montrant ce que sa proposition paraît avoir de trop absolu. Ce que nous voulons seulement retenir pour le moment c'est que la recherche, facile à constater, de cette zone sonore est capitale dans l'examen de la spléno-pneumonie gauche, où sa conservation intégrale ne fait pour ainsi dire jamais défaut, ainsi qu'on pourra s'en convaincre par la lecture de nos observations.

Une fois seulement, parmi les nombreux faits que nous avons recueillis, et par conséquent à titre tout à fait exceptionnel, se trouve notée une légère diminution de l'espace semi-lunaire; et encore ne peut-on pas se demander, en raison de la rareté du fait, si par une disposition individuelle ou une maladie antérieure, elle n'existait pas déjà chez le sujet, avant le début de l'affection?

C'est dans l'observation suivante, extraite du mémoire de M. Queyrat (1) que nous relevons cette particularité fort rare et en contradiction formelle avec la règle, précédemment énoncée, qui reste vraie dans toute sa rigueur. Nous y pourrons, en outre, constater quelques symptômes nouveaux et pleins d'intérêt, tels que la dilata-

____

(1) Queyrat. Revue de médecine. Janvier 1885.

tion manifeste du côté affecté, le déplacement du cœur, la dyspnée intense et l'expectoration gommeuse.

OBSERVATION II

(Recueillie par M. L. Queyrat, interne des hôpitaux.)

Spléno-pneumonie gauche.

Le nommé Bess..., Philippe, âgé de 36 ans, maçon, entre le 22 octobre 1883 à l'hôpital Necker (service de M. Blachez, salle St-Ferdinand, n° 2).

Les antécédents héréditaires de ce malade sont nuls.

Quant à ses antécédents personnels, ils ne présentent rien d'intéressant à noter, à part une pleurésie droite survenue au mois d'octobre 1882 et pour laquelle le malade resta en traitement pendant un mois et demi à l'hôpital Necker, dans le service de M. Grancher. La convalescence ne fut pas très longue et depuis, son état de santé ne laissait rien à désirer, lorsque, le dimanche 15 octobre, il fut pris, sans cause appréciable, d'une vive douleur dans le côté gauche; il n'y eut tout d'abord pas de toux ni de frisson, et malgré ce point de côté assez violent, le malade continua son travail les jours suivants.

Dans la nuit du mercredi 18, vomissements et fièvre; le samedi il se mit à tousser d'une toux pénible, quinteuse, accompagnée d'une légère expectoration. Il entre à l'hôpital le lundi 22.

Etat actuel.—Homme vigoureux, bien constitué. Rien à noter du côté du tégument externe. Rien du côté des viscères abdominaux; urines normales. Langue blanche, laiteuse; inappétence; constipation.

Température axillaire 39°,6. Pouls plein, fort, 92 pulsations.

L'examen détaillé du thorax fournit les renseignements suivants :

CÔTÉ DROIT. — Rien de particulier, si ce n'est une respiration nettement supplémentaire.

CÔTÉ GAUCHE.

En arrière.

Axepmation . . *Augmentation* de volume très nette.

Palpation. — *Vibrations nulles* à la partie inférieure, à peine appréciables à la partie moyenne, à peu près normales en haut.

Percussion. — *Matité complète* dans les deux tiers inférieurs.

Auscultation. —
Fosse sus-épineuse : respirat. forte, supplémentaire.
Fosse sous-épineuse : souffle expiratoire, aigre, qui se prolonge jusqu'en bas.
Egophonie des plus nettes.
Pectoriloquie aphone De plus, que l'on fasse respirer fortement le malade ou qu'on le fasse tousser, on ne perçoit aucune crépitation.

En avant.

Région sous-claviculaire. —
Percussion = +.
Vibrations = —.
Respiration = —.

En bas. —
L'espace de Traube est un peu diminué, mais persiste.

Ajoutons que le malade est en proie à une dyspnée intense (32 respirations par minute). La voix est faible, entrecoupée ; l'expectoration assez abondante, gommeuse.

Le cœur semble déplacé vers la droite ; le choc de la pointe n'est plus appréciable, mais, à l'auscultation, on perçoit le maximum des bruits au niveau de la 5ᵉ articulation chondro-sternale gauche.

En présence de ces symptômes, on porte le diagnostic de *Pleurésie gauche avec épanchement abondant et congestion pulmonaire*.

Appelé à examiner le malade, M. Grancher émet un avis un peu différent ; se fondant sur ce qu'en arrière les *vibrations augmentent graduellement de bas en haut*, sans présenter cette zone d'exagération, qu'il est de règle de trouver au-dessus des épanchements pleurétiques, se fondant d'autre part sur la persistance partielle de l'espace de Traube, il pense qu'il doit s'agir là surtout d'un état congestif du poumon avec peu de liquide dans la plèvre (500 gr. environ).

La thoracentèse est pratiquée séance tenante à l'aide de l'aspirateur Potain (7ᵉ espace, ligne axillaire postérieure). Elle ne donne issue qu'à un peu de sang.

M. Grancher fait à la suite, dans le 7ᵉ et le 8ᵉ espace intercostal, en arrière, deux ponctions exploratrices avec la seringue de Pravaz soigneusement lavée à l'eau bouillante ; il n'obtient que quelques gouttes d'un sang noirâtre, sans une bulle d'air, particularité qui prouve que l'aiguille plonge en plein bloc de tissu pulmonaire densifié, imperméable à l'air.

Le lendemain 24, le malade déclare avoir été très soulagé par les trois ponctions qui lui ont été faites. Le point de côté a diminué, la dyspnée est moindre.

Large vésicatoire à gauche et en arrière.

Le 27. Le schème sous-claviculaire primitif (+ — —) s'est graduellement modifié et actuellement il répond au type n° 2 de M. Grancher (+ + —).

Le 29. Le choc de la pointe du cœur est devenu appréciable

et se perçoit dans le 5° espace intercostal à deux travers de doigt en dedans du mamelon.

Le 30. Il existe quelques crépitations fines à la base gauche. L'état général du malade s'améliore assez lentement; néanmoins le point de côté a disparu complètement, la dyspnée a diminué (le malade n'a plus que 24 respirations par minute). Mais l'expectoration reste toujours aussi abondante, toujours très gommeuse; la température axillaire est à 39°,1.

Petit à petit, dans la suite, le mieux s'accentue; le 3 novembre, l'égophonie est devenue franchement de la broncho-égophonie; le 7, il n'existe plus qu'un léger retentissement de la voix. Néanmoins la matité reste presque toujours aussi complète, le murmure respiratoire s'entend à peine vers la partie inférieure du thorax; les vibrations sont à peine perceptibles. L'expectoration diminue comme abondance et comme viscosité; la température est à 37°, 2 le matin, à 37°, 8 le soir.

Les jours suivants, les symptômes thoraciques se modifient un peu : la matité devient moins absolue, la respiration se perçoit un peu plus nettement.

Bientôt l'expectoration cesse complètement; en même temps l'état général du malade s'est considérablement amélioré; les forces, l'embonpoint, l'appétit lui sont revenus; il se lève le 12 novembre et quitte l'hôpital le 25.

Au moment de son départ, il persiste encore de la submatité dans tout le côté gauche; la respiration y reste affaiblie et le schème sous-claviculaire répond toujours au type n° 2 : vibrations +, percussion +, respiration —, (schème de congestion).

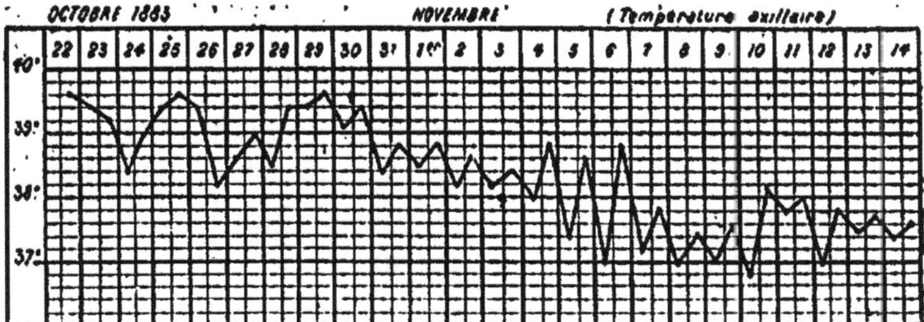

Voilà, certes, un cas bien fait pour dérouter l'observateur le plus attentif et montrer les difficultés quelquefois extrêmes d'un diagnostic bien assuré. Sans la thoracentèse, en effet, il paraissait à peu près impossible de ne pas admettre, chez ce malade, la présence d'un épanchement pleural.

Certains signes semblaient bien indiquer un état congestif généralisé du poumon gauche; mais, comment avec une matité absolue dans la moitié inférieure de la poitrine, un souffle aigre, de l'égophonie, de la pectoriloquie aphone, ne pas se laisser aller au diagnostic de pleuro-congestion, surtout quand à cet ensemble de symptômes déjà fort complet venait encore se joindre un certain refoulement du cœur et surtout une augmentation de volume très appréciable à la vue du côté affecté.

L'absence de ces crépitations fines que l'on perçoit quelquefois vers la base dans la spléno-pneumonie, ainsi que nous l'avons déjà signalé, et la diminution, quoique légère, de l'espace de Traube n'étaient pas faites pour faire écarter cette hypothèse d'un épanchement dans la plèvre. Celui-ci paraissait donc s'imposer. Seules les vibrations thoraciques se trouvaient en contradiction avec cette manière de voir ; nulles inférieurement, elles reparaissaient graduellement, augmentaient peu à peu pour redevenir a peu près normales au sommet ; il n'y avait donc pas cette zone d'exagération venant succéder brusquement à la zone de nullité et qui est, comme on sait, caractéristique d'une condensation pulmonaire au-dessus du niveau d'une nappe liquide.

Si nous insistons tant sur ces détails, c'est pour bien faire ressortir, l'exemple que nous venons de rapporter en est une preuve frappante, toute la valeur de ce signe précieux que M. le professeur Grancher, le premier, a bien mis en lumière et qui constitue une des bases solides sur lesquelles doit s'appuyer le diagnostic de la spléno-pneumonie.

Parmi les symptômes que nous venons de signaler dans le cas précédent, il en est un qui mérite de fixer un peu notre attention, en raison de la nouvelle cause d'erreur qu'il constitue et des recherches particulières dont il a été l'objet dans ces derniers temps ; nous voulons parler de l'ampliation thoracique.

On sait, en effet, que tout épanchement pleurétique unilatéral s'accompagne, pour peu qu'il soit un peu important, d'une voussure ordinairement très appréciable à la simple inspection de la poitrine. Or, dans la spléno-pneumonie, ce phénomène est loin d'être rare et, en dehors de la dernière observation où il était très net, nous le retrouverons souvent dans celles que nous aurons l'occasion de rapporter par la suite. On conçoit donc tout l'intérêt qu'il y aurait à pouvoir trouver quelque caractère spécial, permettant de différencier cette voussure thoracique suivant qu'elle se rencontre dans l'un ou l'autre cas.

Pour ce qui est de la pleurésie, cette dilatation du thorax a été l'objet de nombreuses études, et des tentatives répétées ont été faites pour pouvoir la déterminer rigoureusement et en apprécier le degré d'une façon mathématique. C'est qu'en effet, tous les procédés employés depuis Laënnec pour la mensuration comparative des deux côtés de la poitrine n'ont donné, même dans les cas où cette saillie latérale est le plus accentuée et le plus manifeste à la vue, que des résultats insignifiants et très peu précis. Le compas d'épaisseur utilisé par Chomel, puis par M. Fernet, de même que le cyrtomètre imaginé par Woillez et permettant de reporter sur le papier les contours de la cage thoracique voussurée, n'ont pas rendu non plus les services qu'on en attendait et n'ont guère donné des renseignements plus exacts.

On a donc été forcé de recourir à d'autres moyens et de chercher dans une autre voie la cause de cette opposition frappante entre les résultats obtenus jusqu'alors et ceux du simple examen par la vue.

C'est M. le Dr Peyrot (1) qui, en 1876, dans une savante étude sur les déformations du thorax chez les pleurétiques a montré l'écueil qui avait fait échouer toutes les recherches précédentes. Expérimentant sur le cadavre et injectant dans une des cavités pleurales du plâtre solidifiable,

---

(1) Poyrot. Etude expérimentale et clinique sur le thorax des pleurétiques et sur la pleurotomie. Th. Paris, 1876.

— Sur les tensions intra-thoraciques dans les épanchements de la plèvre. Arch. gén. de méd., 1876, t. II.

cet observateur a pu constater l'entraînement latéral de la partie antérieure et inférieure de la cage thoracique vers le côté amplifié.

Pour satisfaire, en effet, la tension excentrique qui s'exerce dans une des plèvres, les parties mobiles de cette cage exécutent un mouvement de rotation autour de l'axe rigide représenté par la colonne vertébrale, mouvement en vertu duquel le côté malade augmente de capacité et d'amplitude aux dépens du côté sain.

La voussure n'est donc pas produite par le seul développement du côté malade, l'autre conservant sa forme normale ; elle est la conséquence d'une déformation totale de la cage thoracique.

Le côté distendu tend à prendre la forme cylindrique, puis, par suite de la solidarité anatomique qui réunit toutes les pièces osseuses du thorax, le côté opposé subit une déformation compensatrice.

L'angle costo-vertébral s'élargit du côté de l'épanchement, le *sternum est entraîné de ce côté*, mais en même temps l'angle costo-vertébral se rétrécit d'une quantité égale du côté opposé, selon l'expression très heureuse de M. Peyrot, le thorax devient *oblique ovalaire*.

Cet entraînement latéral du sternum, passé inaperçu jusqu'alors et cause des résultats imparfaits précédemment obtenus, étant constaté sur le vivant, pouvait donc fournir un bon élément de diagnostic ; mais il fallait trouver un moyen de le reconnaître au lit du malade.

M. le professeur Pitres (de Bordeaux) (1) dont les

(1) A. Pitres. De la voussure du thorax et du signe du cordeau chez les pleurétiques. Journal de Méd. de Bordeaux, n° 30, 22 février 1885, p. 322.

recherches cliniques confirment complètement les données fournies par l'expérimentation sur le cadavre, a
imaginé un procédé qui est très simple pour mettre en
évidence cette déformation oblique ovalaire du thorax, et
qu'il désigne sous le nom de *procédé du cordeau*.

Voici en quoi il consiste : si, sur un sujet normalement
constitué, couché bien horizontalement sur un lit, on tend
un fil entre le milieu de la fourchette sternale d'une part,
et le milieu de la symphyse pubienne d'autre part, la ligne
suivie par le fil passera très exactement sur la ligne
médiane du sternum et sur la ligne blanche abdominale,
c'est-à-dire sur la ligne médiane du plan antérieur du
corps.

Si l'on pratique la même expérience sur un malade
atteint de pleurésie avec voussure, on constate que la
ligne du cordeau ne correspond plus à la ligne blanche
et qu'il existe vers le côté distendu un entraînement latéral du sternum, dont la ligne médiane, précédemment
tracée, forme un angle aigu plus ou moins ouvert avec le
fil cervico-pubien.

Appliquant ce procédé du cordeau à la spléno-pneumonie qui si fréquemment aussi s'accompagne, comme nous
l'avons indiqué plus haut, d'une voussure hémithoracique,
M. Queyrat a cru pouvoir trouver en lui un élément
important de diagnostic et reconnaître que le déplacement
sternal y faisait constamment défaut. On en trouvera un
exemple dans l'observation suivante que notre excellent
collègue vient tout récemment de publier et qui, en dehors
de cette particularité que nous nous réservons d'appro-
fondir et de discuter plus loin, nous présente un type des

plus nets et des plus complets de l'affection qui nous occupe.

OBSERVATION III

(Recueillie par M. L. Queyrat, interne des hôpitaux) (1).

Spléno-pneumonie gauche.

Le nommé Roc..., âgé de 21 ans, polisseur, entre le 12 mai 1885 à l'hôpital Tenon, service de M. Landouzy, salle Lelong, n° 13.

Aucun antécédent héréditaire ni personnel. Sa santé a été parfaite jusque il y a 8 jours ; à cette époque, appelé devant le conseil de révision, il prit froid, dit-il, et eut quelques frissons. Le lendemain : malaise, inappétence ; le surlendemain, nouveaux frissons et douleur vive dans le côté gauche ; gêne respiratoire ; toux pénible et dès le quatrième jour expectoration abondante.

Les choses vont de mal en pis, si bien que le malade entre à l'hôpital le 12 mai.

Etat actuel. — Malade blond, avec des reflets roux dans la barbe, très robuste, admirablement musclé. Rien à noter du côté du tégument externe. Langue saburrale, inappétence, pas de constipation. Rien du côté des viscères abdominaux. Les urines sont normales ; température rectale 39°,4.

Le malade est très dyspnéique : ses narines se meuvent activement pendant les efforts inspiratoires ; la voix est affaiblie ; il existe un point de côté des plus violents à gauche ; enfin, de temps en temps, secousses de toux brève, pénible, s'accompagnant d'une expectoration abondante, blanchâtre, visqueuse.

Nous trouvons à l'examen du thorax :

(1) Revue de médecine, mars 1886.

Côté DROIT. — Normal, tant au point de vue des vibrations
que de la sonorité et de la respiration.

CÔTÉ GAUCHE.

Amplexation........*Augmentation* de volume très nette.

Mensuration .... *Demi-périmètre* thoracique pris avec le ruban métrique, au niveau des 7es côtes, est à gauche de 40 c., tandis qu'à droite il n'est que de 38 c.

En arrière.

Palpation — *Vibrations complètement abolies* dans le 1/3 inférieur, à peine sensibles à la partie moyenne, très diminuées à la partie supérieure; elles vont en s'accentuant graduellement, à mesure qu'on se rapproche du sommet.

Percussion. *Matité complète* dans la moitié inférieure.

Auscultation..... *Fosse sus-épineuse.* Respiration supplémentaire.

Fosse sous-épineuse. Au niveau de l'angle inférieur de l'omoplate, *souffle* expiratoire *aigre.*

Egophonie. Pectoriloquie aphone. Aucune *crépitation* ni, pendant les fortes inspirations, ni pendant les quintes de toux.

En avant..

Région sous-cla-viculaire. — Respiration = +. Sonorité = +. Vibrations = —.

En bas... L'espace de Traube existe absolument sonore dans l'étendue de quatre travers de doigt.

Le *signe du cordeau*, recherché avec le plus grand soin et à diverses reprises, ne dénote aucune déviation sternale.

Quant au *cœur*, le choc de la pointe a cessé d'être appréciable à la palpation; à l'auscultation, on perçoit le maximum des bruits au niveau de la quatrième articulation chondro-sternale gauche. Rien d'anormal d'ailleurs.

Diagnostic: Congestion pulmonaire à forme de pleurésie.

Traitement : Soixante ventouses sèches. Badigeonnage de teinture d'iode sur tout le côté gauche. Julep diacode. Potion de Todd ; 1 gr. de sulfate de quinine.

Le 14 mai (deux jours après l'entrée), nous faisons avec la seringue de Pravaz, flambée, puis soigneusement lavée avec une solution phéniquée au 1/20, trois ponctions exploratrices dans les 5°, 6° et 7° espaces intercostaux, au niveau de la ligne axillaire postérieure. Ces trois ponctions ne donnent issue, les unes et les autres, qu'à du sang mélangé à quelques bulles d'air. Nous insistons sur ce fait, qu'à chaque fois nous avons pris soin d'enfoncer l'aiguille lentement, petit à petit, tout en faisant l'aspiration, de telle sorte que s'il se fut trouvé la moindre lamelle liquide interposée au poumon et à la paroi thoracique, ce liquide fût forcément venu remplir le corps de la pompe.

Les signes physiques et fonctionnels persistent les jours suivants, sauf le point de côté qui a disparu le 15 mai.

Le 18. M. Landouzy fait deux nouvelles ponctions exploratrices, qui, comme les précédentes, ne donnent issue qu'à du sang et à des bulles d'air.

Le 21. Mieux notable ; la dyspnée est moindre ; la température est tombée à 37°,2.

Le 26. L'appétit revient, la respiration se fait bien, sans gêne apparente; toutefois le côté gauche reste presque immobile pendant les mouvements respiratoires ; la toux est fréquente, l'expectoration toujours abondante et gommeuse. Les signes physiques restent les mêmes.

Le 28. Nous nous demandons si, à la suite de la congestion pulmonaire, il ne se serait pas produit d'épanchement pleural et nous faisons deux nouvelles ponctions qui ne donnent encore que du sang et des bulles d'air.

Le 1er juin. Le malade va beaucoup mieux, mange, tousse moins, crache moins et se lève. Le souffle diminue d'intensité, l'égophonie est devenue de la broncho-égophonie. Les signes objectifs s'amendent assez rapidement les jours suivants, et le malade peut être envoyé à Vincennes le 16 juin.

Au moment de son départ, l'examen de son côté gauche fournit les résultats suivants :

L'augmentation de volume du côté n'a que très peu diminué : en effet, le demi-périmètre, pris au niveau des septièmes côtes, donne 39 centimètres (au lieu de 40) tandis qu'à droite, il est comme précédemment de 38 centimètres.

Les vibrations sont toujours abolies dans le tiers inférieur ; la matité persiste, quoique moins accusée ; enfin l'expiration est prolongée, non plus soufflante, mais assez rude dans toute la moitié inférieure gauche du thorax en arrière.

Il n'existe plus qu'un léger bourdonnement de la voix, et dans les fortes inspirations ou par la toux, ou perçoit quelques râles sous-crépitants à la base gauche.

Le schème sous-claviculaire = + + —.

Le malade passe quinze jours à Vincennes et revient nous voir le 2 juillet.

Il n'a nullement perdu sa musculature ni son aspect de santé florissante.

En l'examinant de nouveau, nous trouvons encore dans le tiers inférieur du côté gauche : matité, absence de vibrations ; le souffle a complètement disparu ; la respiration s'entend mais très affaiblie jusqu'en bas, et, pendant les fortes inspirations, on perçoit de fines crépitations.

L'espace de Traube persiste toujours dans toute son intégrité.

Le schème sous-claviculaire ne s'est pas modifié et répond toujours au type n° 2 de M. Grancher : + + —.

B.   3

Quant au choc de la pointe du cœur, il est à peine appréciable (5° espace, un peu en dedans de la ligne mamelonnaire).

Traitement. — Une fois par semaine badigeonnage de teinture d'iode sur le côté gauche en avant et en arrière. Vin de quinquina après lés repas. Quatre pilules de Vallet par jour.

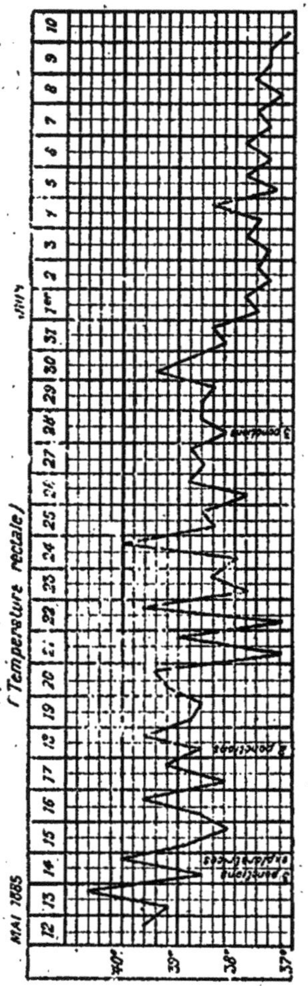

Nous n'avons pas revu le malade depuis, mais il nous a fait donner de ses nouvelles au mois d'octobre 1885. A cette époque, il avait repris son travail et se portait, disait-on, très bien.

Cette observation est intéressante à plus d'un point de vue. On y trouve d'abord constatée à plusieurs reprises cette absence de déviation sternale dont nous avons parlé, quoiqu'il existe une augmentation de volume du côté gauche très nette à la vue et caractérisée à la mensuration par une différence de deux centimètres entre chacun des deux demi-périmètres de la poitrine. On peut y voir également la longue persistance des signes physiques, après l'amendement des phénomènes généraux, et en particulier de cette ampliation thoracique, puisqu'un mois après le début, au moment du départ du malade pour Vincennes, on constate encore une différ nc d'un centimètre entre les deux côtés du thorax.

Elle est, en outre, remarquable, ainsi d'ailleurs que l'observation II, dont elle mérite à plus d'un titre d'être rapprochée, par l'intensité des signes physiques et des troubles fonctionnels qui nous fait connaître ainsi là forme très accentuée, très violente de la spléno-pneumonie et les caractères de son cycle thermique. Enfin ces deux derniers cas nous révèlent de nouveaux symptômes, sur lesquels nous n'avons pas encore insisté : *le refoulement du cœur, l'expectoration gommeuse.*

Lorsque la lésion siège à gauche, on peut, en effet, constater quelquefois la disparition du choc de la pointe du cœur. Celui-ci cesse d'être appréciable à la palpation, tandis qu'à l'auscultation l'on perçoit le maximum des bruits cardiaques d'ordinaire vers la 4° ou la 5° articulation chondro-sternale gauche. Les deux précédentes observations en font foi ; dans la dernière même on peut remarquer la persistance de cette particularité ; car un mois et demi après l'entrée ce choc est encore à peine appréciable, quoiqu'il soit revenu à peu près à sa situation normale (5° espace intercostal, un peu en dedans de la ligne mamelonnaire).

M. Queyrat, qui a été le premier à signaler ce phénomène, bien fait encore pour égarer le diagnostic et entraîner de plus en plus l'esprit vers l'idée d'une pleurésie, en donne une explication qui, bien qu'un peu hypothétique, semble toutefois être fort vraisemblable. Il pense que, dans ce cas, le poumon gauche très augmenté de volume, s'avançant davantage vers la ligne médiane et s'insinuant entre le sternum et le cœur refoule cet organe d'avant en arrière, en l'éloignant surtout au niveau de sa pointe, de la paroi thoracique A bien considérer les faits, cet empiètement de la languette pulmonaire gauche dans le cul-de-sac antérieur de la plèvre, paraît en effet assez rationnel, car la disparition du choc de la pointe du cœur ne s'observe guère que dans les cas extrêmement accusés, intenses pour ainsi dire, de spléno-pneumonie, alors que l'accentuation très grande des signes physiques et la voussure considérable de la poitrine indiquent bien, comme dans les deux derniers faits, une altération profonde et une augmentation très notable dans les dimensions du poumon affecté.

Quant à l'*expectoration gommeuse*, elle a une certaine importance et mérite de nous arrêter quelques instants. On sait que cette expectoration particulière a été donnée comme un signe capital, presque caractéristique de la congestion pulmonaire. Déjà Woillez (1) avait remarqué que dans cette affection « les crachats, en quantité variable, quelquefois très abondants, étaient toujours aqueux, transparents, grisâtres, formant un liquide *de consistance un peu sirupeuse*, contenant de petites vésicules d'air, très rarement quelques filets de sang pur ». Mais il n'avait pas suffisamment insisté sur ce point. C'est Bouillaud (2) qui a beaucoup mieux appelé l'attention sur

(1) Woillez. Traité clinique des maladies aiguës des organes respiratoires. Paris, 1872, p. 25.
(2) Bouillaud, Clinique médicale de l'hôpital de la Charité. Paris, 1837, t. II.

les caractères de cette expectoration qu'il compare à une solution de gomme; « les crachats, dit-il, sont, en effet, blancs, sirupeux; ils se réunissent et forment une nappe couvrant le fond du vase comme le ferait *une solution de gomme arabique ou d'albumine délayée dans de l'eau*. Ils sont peu aérés et quand ils se colorent, c'est seulement par la présence de quelques stries de sang ». Bouillaud reconnaissait même à cette expectoration gommeuse, filante, la plus haute valeur diagnostique, et l'observation de chaque jour est venue depuis confirmer pleinement cette donnée fort utile dans la congestion pulmonaire.

Lors donc que dans une spléno-pneumonie on se trouve en présence de ce symptôme, et nous venons de voir qu'il s'y rencontre quelquefois, tout au moins dans ses formes très accentuées, on doit admettre qu'alors, quelque idée qu'on se fasse de la lésion intime de la maladie, il existe en tous cas, sûrement, une forte hyperhémie du parenchyme pulmonaire.

Il faut, en outre, remarquer que cette expectoration se montre pendant toute la durée de la fièvre, qu'elle cesse avec celle-ci, bien que les signes physiques ne se modifient guère (les deux dernières observations l'indiquent nettement), et qu'enfin elle manque dans les cas légers, à peine fébriles, où cependant ces même signes stéthoscopiques sont des plus nets. Dès lors ne pourrait-on pas voir dans ce symptôme inconstant, la trace plus ou moins persistante de ces poussées congestives surajoutées que notre cher maître, M. Cadet de Gassicourt (1)

(1) Cadet de Gassicourt. Traité clinique des maladies de l'enfance. Paris, 1880, t. I.

a si bien mises en lumière dans la broncho-pneumonie
infantile ?

Les tracés thermiques qui précèdent, par leurs oscillations d'étendue variable et de retour très irrégulier,
dans le cours d'une fièvre à type rémittent d'une façon
générale, nous semblent venir à l'appui de cette manière
de voir et traduire l'invasion d'afflux sanguins plus ou
moins considérables, plus ou moins persistants dans le
parenchyme pulmonaire.

Toutes les observations que nous venons de rapporter,
et même toutes celles qui ont été publiées jusqu'à ce
jour, n'ont trait qu'à des spléno-pneumonies développées
du côté gauche. Cette localisation à peu près constante
est en effet très manifeste, sans qu'il soit d'ailleurs possible de l'expliquer; il ne faudrait pas cependant en exagérer outre mesure l'importance ni la regarder comme
nécessaire dans la maladie qui nous occupe. Nous avons
pu, en effet, ainsi qu'on le verra, en recueillir trois cas
non douteux, dans lesquels la lésion a occupé le poumon
droit. Ce siège peu habituel constitue même encore un
désavantage au point de vue du diagnostic, car alors on ne
peut plus avoir par la position du cœur et les dimensions
de la zone tympanique semi-lunaire les renseignements
qu'elles peuvent donner lorsque l'affection se rencontre
du côté gauche.

La localisation à droite de la spléno-pneumonie, tout
en étant assez exceptionnelle, peut donc cependant être
quelquefois observée. On en trouvera un exemple dans
l'observation suivante que nous avons nous-même
recueillie dans le service de notre cher maître M. Cons-

tantin Paul, et qui, en dehors de cette particularité, nous permettra d'étudier quelques points intéressants de la question.

OBSERVATION IV

(Personnelle.)

Spléno-pneumonie droite.

Le nommé Esp..., Albert, âgé de 24 ans, garçon de bains, entre le 18 octobre 1885 à l'hôpital Lariboisière, dans le service de M. Constantin Paul, salle St-Henri, lit n° 18.

C'est un homme de taille moyenne, un peu pâle, mais assez bien musclé, surtout aux membres supérieurs.

Il ne présente aucun antécédent héréditaire. Il n'a eu ni manifestations scrofuleuses dans son enfance, ni aucune maladie sérieuse jusqu'à ce jour. Il a exercé pendant quelques années le métier de forgeron, ce qui explique le développement de ses bras, mais a dû y renoncer par suite de l'essoufflement, et même quelquefois des points de côté qu'il éprouvait dans ce pénible état. Il a travaillé alors dans un atelier de ferblanterie, puis, ces derniers temps, est entré comme chauffeur dans un établissement de bains.

A part toujours une certaine tendance à l'essoufflement dans les grands efforts ou la marche très précipitée, il a une santé parfaite et n'est nullement sujet à tousser.

Or, le 7 octobre, à la suite d'un refroidissement évident, lorsqu'il portait des paquets de linge et était en grande transpiration, il a été pris de toux avec légère expectoration, en un mot de bronchite simple, sans fièvre. Le lendemain, léger point de côté à droite, mais ne l'ayant pas empêché de continuer son travail.

Au bout de 5 jours, le 12, en se réveillant, il éprouve du côté droit une violente douleur et une gêne très grande pour respirer, qui le forcent à garder le lit et même à s'y tenir à demi-assis. Quelques frissons dans la journée et un peu de fièvre le soir. Toux modérée, cependant quelques quintes pénibles la nuit. Peu d'expectoration.

Cet état se prolongeant et s'aggravant même les jours suivants, il se décide à entrer à l'hôpital.

Le 18. *État actuel.* — Nous trouvons le malade dans un état de dyspnée très grande (38 respirations par minute); il est couché en partie, sur le côté gauche à cause de la douleur très vive qu'il éprouve à droite et qui siège au niveau du 6° espace intercostal. Cette douleur est exaspérée par le moindre mouvement du tronc et par la respiration, aussi le malade fait-il tous ses efforts pour éviter le jeu de son côté droit, qui reste, en réalité, presque immobile.

La langue est saburrale, il y a de l'inappétence, de la fièvre (39°,4, le soir).

L'examen du thorax donne les résultats suivants :

CÔTÉ GAUCHE. Normal à tous les points de vue.

CÔTÉ DROIT.	*Amplexation.*	Augmentation très nette du volume du côté droit. Les espaces intercostaux sont élargis et un peu saillants.
	Mensuration.	Le demi-périmètre thoracique pris au niveau des 7es côtes est à droite, de 42 c. et à gauche, de 40 c. seulement.
	Palpation....	*Abolition totale* des vibrations thoraciques dans le tiers inférieur. Celles-ci reparaissent au-dessus, peu à peu, sans aucune zone d'exagération, pour revenir presque normales au sommet.

	Percussion...	*Matité absolue* dans toute la moitié inférieure ; submatité dans la partie supérieure.
CÔTÉ DROIT.	**Auscultation...**	*Respiration nulle* à la base; *souffle* à la limite du tiers moyen et du tiers inférieur, de caractère *aigre*, expiratoire.
		Egophonie nette.
		Pectoriloquie aphone. Aucune cré pitation en aucun point, même par la toux où les grandes inspirations.
	En avant.....	*Dans la région sous-claviculaire :* signes de congestion, se traduisant par le schème n° 2 de M. Grancher :
		Sonorité +.
		Vibrations +.
		Respiration —.

Ajoutons que le foie ne paraît pas abaissé malgré l'extrême dilatation du thorax et qu'il ne déborde nullement les fausses côtes. La toux est peu fréquente, mais pénible, quinteuse. L'expectoration rare est claire, filante, gommeuse.

En présence de ces signes, *le diagnostic de pleurésie avec épanchement abondant et probablement un peu de congestion pulmonaire* est porté par tous ceux qui examinent le malade.

Ce diagnostic semble encore confirmé par la recherche que nous faisons du *signe du cordeau.* Tendant un fil du milieu de la fourchette sternale à la symphyse pubienne, pendant que le malade repose bien à plat sur le dos, nous trouvons que ce fil ne se superpose pas à la ligne médiane du sternum, préalablement et exactement tracée au crayon dermographique, et que cette ligne est déviée d'un centimètre environ vers la droite.

Malheureusement par suite de la localisation à droite de l'affection, deux moyens de contrôle fort précieux, fournis l'un par la situation du cœur, l'autre par l'étendue de l'espace de Traube, nous font ici défaut.

Traitement. — 50 ventouses sèches. — Potion de Todd avec extrait thébaïque, 0 gr. 05 centigr.

Dans les jours qui suivent, aucune modification des signes physiques. Toujours de la fièvre le soir et une vive douleur de côté. Peu de sommeil. Sueurs abondantes.

Le 20, la dyspnée a encore augmenté depuis l'entrée (42 respirations); le point de côté est toujours très violent. Le malade *est couché de trois quarts sur le côté gauche*; sa voix est faible, entrecoupée et ses narines se dilatent activement à chaque inspiration. Voussure toujours très accentuée. Matité toujours absolue à la base droite qui reste immobile pendant les efforts respiratoires et contraste de la façon la plus manifeste par cette immobilité avec le côté gauche qui est agité de mouvements rapides et profonds.

Peu de toux et d'expectoration ; celle-ci d'ailleurs toujours un peu filante.

Le 21. Même état, nous pratiquons à droite dans les 6° et 7° espaces intercostaux, au moyen de la seringue de Pravaz, *deux ponctions exploratrices* qui ne donnent que quelques gouttes de sang mélangé à des bulles d'air. Chaque fois nous avons bien pris la précaution de n'enfoncer l'aiguille que lentement, tout en maintenant continuellement le vide dans la seringue.

Le 22. Le point de côté a un peu diminué, mais il reste toujours une grande dyspnée. Même décubitus du malade. A la base toujours de la matité avec silence respiratoire complet, sans la moindre crépitation même par la toux. Toujours souffle, avec égophonie et pectoriloquie aphone.

Le schème sous-claviculaire persiste (+ + —). Toujours de la fièvre, de l'inappétence, de l'insomnie et des transpirations abondantes.

Le 25. Le point de côté a disparu, la dyspnée est moindre, mais il y a toujours une augmentation de volume considérable du côté droit et le malade garde toujours la même position dans son lit. Mêmes signes physiques, cependant l'égophonie est moins nette et a fait place à de la broncho-égophonie; toujours de la fièvre, 39° environ, le soir, cependant le sommeil revient un peu.

Presque plus de toux; quelques crachats seulement dans les 24 heures, présentant toujours le caractère gommeux.

Le 29. Les signes physiques restant les mêmes, ainsi que la fièvre, nous faisons *deux nouvelles ponctions exploratrices* dans les 6° et 7° espaces intercostaux, au moyen de la seringue de Pravaz. Celles-ci ne donnent, comme les premières, issue qu'à du sang et à quelques bulles d'air, et nous permettent de constater que, depuis la première exploration, il ne s'est produit aucun épanchement dans la plèvre.

Le 31. La dyspnée a encore beaucoup diminué, mais la voussure et les signes physiques persistent.

Il y a cependant une détente dans les symptômes généraux; le sommeil est revenu depuis quelques jours et l'appétit renaît.

Le 2 novembre. Le mieux s'accentue, la fièvre tombe et n'atteint plus, le soir que 38°. Plus ni toux ni expectoration, le malade peut se coucher indifféremment sur les deux côtés; il reste cependant toujours un peu de gêne respiratoire, les signes physiques, y compris la voussure ne se sont cependant pas modifiés.

Le 7. Le malade va de mieux en mieux, l'appétit est tout à fait revenu; presque plus de fièvre. Le souffle est moins accentué, la broncho-égophonie diminue également d'intensité, mais il y a toujours silence respiratoire complet et matité absolue à la base.

A partir du 8, la fièvre tombe et le malade reprend peu à peu ses forces et son embonpoint. Il commence à se lever le 14, mais il est toujours très court d'haleine et ne peut marcher longtemps.

Petit à petit cependant, mais très lentement les signes physiques s'amendent; la voussure diminue, la matité est moins complète à la base et le souffle s'atténue.

Enfin le 16 décembre, deux mois environ après son entrée,

il est presque entièrement rétabli, sauf l'essoufflement qui revient au moindre effort et par la marche, et il peut être envoyé à Vincennes. Au moment de son départ voici ce que nous constatons :

Il y a toujours une certaine augmentation de volume du côté droit, dont le 1/2 périmètre est de 41 centim., tandis que le gauche est toujours de 40 centim. *Le signe du cordeau* ne donne plus la moindre déviation sternale. A la base, il y a toujours de la matité, mais celle-ci est moins absolue, les vibrations thoraciques font à peu près complètement défaut encore dans le 1/3 inférieur; on entend cependant le murmure vésiculaire, très lointain, très affaibli jusqu'en bas, et par la toux quelques râles sous-crépitants fins. Il n'y a plus de souffle, mais seulement vers le 1/3 moyen une respiration un peu exagérée, râpeuse; plus de broncho-égophonie ni de pectoriloquie, mais seulement un peu de retentissement de la voix.

A gauche, respiration supplémentaire sous la clavicule droite, le schème n° 2 persiste (+ + —).

Nous avons revu le malade le 1er mars 1886; il allait bien et avait pu reprendre son travail vers le milieu de janvier, après un séjour d'un mois à Vincennes. Mais il reste toujours très essoufflé; il n'y a plus de voussure du côté droit et la mensuration comparative des deux demi-périmètres thoraciques ne donne plus de différence entre les deux côtés.

Le murmure vésiculaire et les vibrations sont toujours très affaiblis à la base; submatité toujours très marquée en ce point. Respiration encore très faible sous la clavicule droite, non prolongée, avec son légèrement tympanique et exagération des vibrations (schème n° 2).

Rien à gauche.

Enfin dans les premiers jours d'avril, le malade vient nous revoir et nous trouvons encore de la submatité à la base avec faiblesse de la respiration et des vibrations.

L'état général est excellent; le malade mange et dort bien, fait son métier sans trop de fatigue, mais il accuse toujours cet essoufflement facile qu'il nous a présenté depuis qu'il est entré en convalescence.

Nous ne l'avons pas revu depuis.

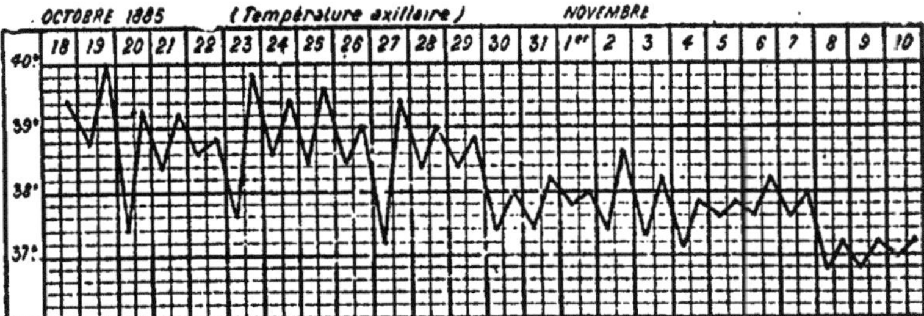

On voit que, dans ce cas encore, le diagnostic avait été *Pleurésie* et qu'en somme tous les symptômes semblaient bien confirmer cette hypothèse.

Il est cependant un fait qui, dans cette circonstance, nous avait dès le début vivement frappé, car à lui seul il paraissait en opposition avec l'idée d'un épanchement pleural, tout au moins un peu important, nous voulons parler du décubitus du malade. En effet, pendant toute la période de grande dyspnée et de fièvre, celui-ci est resté étendu sur la moitié gauche du tronc, tourné de trois quarts sur le côté sain, de telle sorte que la partie de son thorax qui occupait le plan le plus élevé correspondait au rebord costal du côté affecté et accru dans ses dimensions. Or on sait que dans la pleurésie les choses se passent tout différemment. Le malade repose bien, au début et pendant quelques jours ordinairement, sur le côté sain à cause de la douleur souvent très aiguë et ne permettant pas la moindre pression; mais à mesure qu'il s'épanche du liquide dans la cavité pleurale et pour empêcher le

poids de ce liquide de venir gêner l'expansion du poumon
resté indemne, il est de règle absolue de voir le pleurétique se tourner de plus en plus du côté malade, sur
lequel il reste appuyé tout le temps que persiste l'épanchement. C'est là un fait bien établi en clinique et que
l'observation de chaque jour permet de toujours constater.

Cette question du décubitus a donc, selon nous, une
certaine importance au point de vue du sujet qui nous
intéresse et lorsqu'on a l'occasion de rencontrer, dans un
cas douteux, l'attitude que nous venons de signaler chez
notre malade, on devra, croyons-nous, en tenir le plus
grand compte pour le diagnostic ; car elle peut permettre
à elle seule d'écarter toute idée d'épanchement dans la
plèvre et de rapporter à une altération du poumon
l'ensemble, si trompeur qu'il soit, des symptômes.

Dans la dernière observation, il y a également un
point que nous tenons à faire ressortir, c'est l'ampliation
très marquée du côté atteint et la recherche que nous
avons faite, à propos de cette dilatation hémi-thoracique
du *signe du cordeau*. Nous avons vu précédemment que
les expériences faites à ce sujet par M. Queyrat,
l'avaient amené à conclure que dans la spléno-pneumonie,
contrairement à ce qu'on observe dans la pleurésie avec
épanchement, il n'y avait jamais de déviation sternale et
que cette absence constante de déplacement latéral du
sternum pouvait constituer un excellent signe différentiel
entre ces deux affections si semblables à tant de points
de vue. Or les résultats que nous avons obtenus par ce
procédé ne concordent pas avec ceux qu'il a fournis à

notre excellent collègue, et nous croyons qu'il ne faut pas attribuer à ce signe, dans l'affection que nous envisageons, une trop grande valeur.

Nous avons vu, en effet, que, chez notre malade, la ligne du sternum était légèrement déviée (d'un centimètre environ) sur celle du cordeau. C'est également ce que M. Pitres a pu constater à l'hôpital St-André de Bordeaux sur un malade dont il donne l'observation résumée dans une étude récente (1). « C'était un homme qui depuis huit jours, se plaignait d'oppression et de toux sans expectoration. Les signes physiques de la pleurésie étaient au complet : matité absolue de tout le côté droit de la poitrine, sauf dans la région sous-claviculaire où la résonnance était franchement skodique ; souffle, retentissement égophonique de la voix, pectoriloquie aphone, diminution d'amplitude des mouvements respiratoires de l'hémithorax droit, voussure très manifeste, *déviation d'un centimètre de la ligne médiane du sternum vers le côté droit*. On pratiqua avec la seringue aspiratrice de Dieulafoy, *quatre ponctions sur différents points de la poitrine sans obtenir une seule goutte de liquide*. Malgré la netteté apparente des signes qui caractérisent habituellement les épanchements liquides de la plèvre, malgré la voussure très nette, *mesurée par une déviation d'un centimètre de la partie inférieure du sternum*, il s'agissait selon toute vraisemblance dans ce cas d'une spléno-pneumonie. » M. Pitres en conclut que la déviation latérale du sternum

<hr>

(1) Pitres. De la voussure du thorax et du signe du cordeau chez les pleurétiques. Journal de médecine de Bordeaux, n° 80, 22 février 1885, p. 324.

peut exister dans certains cas d'altération du poumon sans
qu'il y ait trace de liquide dans la cavité pleurale. C'est
aussi l'opinion qu'exprime M. Franck dans un récent
travail (1).

La spléno-pneumonie peut donc quelquefois déterminer
des déformations thoraciques semblables à celles que
provoquent les épanchements pleurétiques, et alors, dans
ces cas, le signe du cordeau, qui ne peut donner qu'une
indication pour ainsi dire abstraite, celle du déplacement
latéral du sternum, est incapable de faire reconnaître la
nature pleurale ou pulmonaire de la lésion qui a donné
lieu à la voussure. La déviation sternale ne saurait donc
être considérée comme un signe pathognomonique d'épanchement dans la plèvre, comme semble le penser M. Queyrat dont les conclusions sont trop absolues en ce qui concerne la spléno-pneumonie, où il ne l'a jamais rencontrée.
Assurément dans cette affection, nous le reconnaissons
sans peine, cette déviation est fort rare, tout à fait exceptionnelle ; on en a la preuve dans les observations où elle
a été vainement cherchée quoiqu'il existât une voussure
très marquée et que cette recherche eût été faite avec
tout le soin désirable ; mais il suffit qu'elle soit possible
pour enlever à ce moyen de diagnostic une partie de sa
valeur et empêcher de le considérer comme absolu.

Toutefois, et ces restrictions admises, il ne faudrait pas
non plus, croyons-nous, aller trop loin et condamner
complètement ce procédé du cordeau, qui peut encore
dans bon nombre de cas fournir d'utiles renseignements.

(1) F. Franck. Déviation latérale du sternum dans les épanchements
pleurétiques ; le signe du cordeau. Gaz. hebdomad., 6 mars 1885.

Le sternum, en effet, étant *toujours* dévié dans l'épanchement pleural un peu abondant, ne l'étant que *très rarement* dans la spléno-pneumonie, on devra donc, toutes
les fois qu'il y aura doute, s'assurer de la situation de cet
os, par rapport à la ligne médiane du corps et si, malgré
une voussure notable, malgré une apparence tout à fait
trompeuse des signes physiques, on le trouve à sa place
normale, on peut en induire qu'il n'existe pas de collec-
tion liquide importante dans la plèvre et on a une forte
présomption de plus en faveur d'une spléno-pneumonie.
Si, par contre, on trouve cette pièce osseuse plus ou moins
déplacée vers le côté affecté, il n'y aura plus aucune con-
clusion à en tirer et on devra chercher ailleurs les éléments du diagnostic. Important donc pour le sujet qui
nous occupe, quand il donne des résultats négatifs, absolument nul, au contraire, lorsqu'il en traduit de positifs,
ce procédé du cordeau mérite d'être toujours employé
et conserve une certaine importance ; mais il faut se garder, pensons-nous, de vouloir l'élever, comme on a voulu
le faire, au rang de moyen infaillible, capable de trancher
la difficulté dans tous les cas.

Parmi les symptômes indiqués dans les observations
précédentes, il en est un qui s'y trouve noté d'une façon
constante et que nous retrouverons de même presque
toujours par la suite ; c'est l'état spécial du sommet du
poumon atteint, révélé par la precussion, la palpation et
l'auscultation de la région sous-claviculaire. Toutes les
fois, ces modes d'exploration ont permis de reconnaître
en ce point l'existence d'une altération du parenchyme
pulmonaire, se traduisant par du tympanisme, de l'exa-

gération des vibrations thoraciques et de l'affaiblissement
du murmure vésiculaire. On sait quelle importance M. le
professeur Grancher attache à la réunion de ces trois signes qui, d'après ses recherches, indiquent que le sommet
où on les rencontre est le siège d'une congestion plus
ou moins intense. Dans l'étude très complète qu'il a
faite des signes stéthoscopiques de cette région (1) et des
différents modes d'association qu'ils peuvent présenter
entre eux, cet auteur, imaginant un certain nombre de
schèmes, pour en figurer les divers groupements, insiste
tout particulièrement sur le schème n° 2, qu'il désigne
sous le titre de *schème de congestion* et qui se caractérise
par le tableau suivant : son +, vibrations +, respiration —.

Or ce schème congestif du poumon nous le trouvons dans
l'obs. I, où M. Grancher le fait nettement ressortir et où
il persiste même après la guérison. Nous le voyons également noté dans les obs. II et III ; nous l'avons de même
fort bien constaté chez notre malade tout le temps qu'il
est resté à l'hôpital et même après, lorsque nous l'avons
revu ; nous le retrouvons enfin dans presque tous les cas
de spléno-pneumonie.

Ce fait a une certaine importance et mérite d'être,
dans tous les cas, rigoureusement recherché ; non qu'on
en puisse tirer quelque utilité au point de vue du diagnostic, car on sait qu'on peut le constater dans la pleurésie,
lorsque celle-ci s'accompagne d'une certaine congestion
pulmonaire. Mais par sa constance dans la maladie qui

(1) Grancher. Rapport du tympanisme sous-claviculaire avec les
autres signes physiques au point de vue du pronostic des épanchements pleurétiques. Bull et mém. de la Soc méd. des hôp., 1882.

nous occupe, il doit figurer au premier rang dans la symptomatologie habituelle de l'affection et il y apporte une donnée nouvelle, en semblant bien traduire une participation totale, généralisée, de tout l'organe atteint à l'altération morbide.

A côté de cette question d'étendue de la lésion dans le poumon s'en place une autre qui a aussi son intérêt, c'est de savoir si la plèvre peut être plus ou moins touchée dans la spléno-pneumonie. Jusqu'à présent nous n'avons cité que des faits dans lesquels, à aucun moment de la maladie, il n'avait été perçu de frottements pleuraux. Or, là comme dans les autres affections du parenchyme pulmonaire, il peut y avoir un certain retentissement du côté de l'enveloppe séreuse et ce fait, peu fréquent, il est vrai, mais non douteux, n'a rien qui doive nous surprendre.

Chez un malade que nous avons pu suivre dans le service de notre cher maître et ami, le Dr Letulle, nous avons constaté pendant plusieurs jours, au début de gros frottements pleuraux qui ont disparu sans qu'il y ait eu épanchement, ainsi que l'ont montré plusieurs ponctions exploratrices.

Voici l'observation de ce malade, chez lequel nous avons, en outre, cherché nous-même vainement la déviation sternale par le procédé de M. Pitres et qui nous présentera divers points intéressants que nous ferons ressortir.

Observation V

(Inédite.)

(Recueillie par M, Despaigne, interne provisoire des hôpitaux.)

Spléno-pneumonie droite.

Le nommé Mosn..., Marius, âgé de 19 ans, garçon limonadier, entre le 13 février 1886 à l'Hôtel-Dieu annexe, dans le service de M. Letulle, salle St-Maurice, lit n° 19.

C'est un homme petit, bien musclé, de teint coloré. Pas d'antécédents héréditaires ou personnels. Bonne santé habituelle.

Le 8 février, cinq jours avant son entrée, ayant fait quelques libations, il circula tête nue et prit froid. Le lendemain et le surlendemain il se sentit fatigué et se mit à tousser un peu. Le 10, il eut dans la soirée, des frissons suivis de chaleur et quelques vomissements bilieux ; le 11, maux de tête, courbature, anorexie, toux légère. Le 12, essaie de se lever, mais est pris de faiblesse, d'étourdissements et reprend le lit. Il ressent dans la soirée un point de côté assez douloureux à droite, vers le mamelon. Toujours légère toux avec peu d'expectoration.

Le 13. Entrée à l'hôpital, se plaint toujours d'un point de côté assez violent à droite, dyspnée notable, un peu de fièvre le soir 39°,2.

Le 14. *Etat actuel.* — Légère voussure de tout le côté droit, submatité à droite et en arrière à la base, avec légère diminution des vibrations vocales, souffle léger à l'expiration ; broncho-égophonie, à la base légers frottements pleuraux, dans l'aisselle droite gros frottements perceptibles même à la palpation. Sous la clavicule droite son tympanique. Rien à gauche.

Toux sèche, quinteuse, fréquente ; légère expectoration un peu gommeuse.

On prescrit un ipéca stibié et des ventouses.

Le 15. Même état local; toujours vive douleur du côté droit. L'examen des urines révèle un peu d'albumine.

Le 16. Le côté droit est entièrement immobilisé par la douleur; il semble à la vue un peu augmenté de volume. Les frottements ont diminué dans l'aisselle et disparu complètement à la base.

En ce dernier point il y a toujours une submatité très marquée, du souffle léger, et par la toux on entend par moments quelques fins râles sous-crépitants fugaces, surtout à l'inspiration.

Crachats peu abondants, blancs, gommeux.

Dans le courant de la journée le point de côté devient d'une acuité excessive, pour le diminuer le malade reste immobile dans le décubitus dorsal. Il y a des paroxysmes atroces, une injection de morphine amène un peu de soulagement. Les râles sont moins perceptibles. Il y a de l'agitation, de l'insomnie malgré une pilule d'opium administrée dans la soirée.

Transpirations abondantes.

Le 17. Dyspnée toujours assez grande et point de côté pénible. A la base droite, la matité s'est accentuée, il y a une résistance au doigt plus prononcée; au même point, diminution presque absolue des vibrations thoraciques, qui sont normales et très nettes du côté gauche (le malade ayant la voix forte), à droite ces vibrations reparaissent graduellement vers la partie moyenne du poumon.

Tout à fait à la base il y a silence respiratoire complet; plus haut la respiration est devenue plus soufflante; ce souffle plus marqué que les jours précédents se montre toujours surtout à l'expiration. Il n'y a plus de râles sous-crépitants même après la toux ou les grandes inspirations. Les frottements sont à peine perceptibles dans l'aisselle.

Toux fréquente, revenant par quintes courtes mais presque incessantes, surtout par les changements de position.

T. 39°,4, le soir, pouls plein, fréquent; langue saburrale humide.

Le 18. Il y a une dilatation très appréciable à la vue de la base droite du thorax ; la mensuration comparative des 2 demi-périmètres de la poitrine ne donne cependant qu'un centimètre de plus à celui de droite. Il n'y a par le *cordeau* aucune déviation latérale du sternum à droite.

Toute la base droite est *absolument mate* à la percussion, les vibrations thoraciques presque entièrement supprimées jusqu'à l'angle inférieur de l'omoplate, à partir de ce point elles réapparaissent non brusquement mais par degrés, jusqu'au sommet.

Dans presque toute l'étendue de la matité, souffle de caractère doux, mais assez fort s'atténuant vers la partie moyenne de la poitrine. Tout à fait à la base, il y a silence respiratoire complet : après la toux cependant il est possible de percevoir quelquefois de légères crépitations.

Broncho-égophonie toujours marquée et pectoriloquie aphone très nette.

Point de côté moindre ; toujours des quintes de toux ; expectoration peu abondante, très gommeuse.

Deux ponctions exploratrices pratiquées avec la seringue de Pravaz, dans les 8ᵉ et 10ᵉ espaces intercostaux en arrière, n'amènent aucun liquide (le vide existe bien cependant dans la seringue car le piston descend dès qu'on le lâche).

30 ventouses sèches.

Le 19. Amélioration dans la douleur de côté. Mêmes signes physiques.

Le 22. En outre de l'abolition totale des vibrations, on constate une *égophonie* très nette. On fait 2 *nouvelles ponctions* à la base droite qui ne donnent encore *aucun résultat*.

Il y a toujours de la fièvre, la température restant dans les environs de 39°. Abattement, sueurs ; les urines ne contiennent plus d'albumine.

Les phénomènes stéthoscopiques, restent stationnaires jusqu'à la fin de février.

1ᵉʳ mars. La matité est toujours complète à la base et les

vibrations abolies, mais on perçoit plus facilement des râles sous-crépitants, broncho-égophonie.

Le 2 mars. L'état général est meilleur, plus de douleur de côté, le malade est calme. Les râles sous-crépitants s'accentuent et s'entendent actuellement jusque dans la fosse sus-épineuse.

Le 4. Le mieux s'accentue ; les vibrations sont un peu perceptibles à la base ; il y a toujours du souffle mais plus d'égophonie. Toujours quelques râles sous-crépitants, localisés surtout maintenant au sommet.

Le 6. A la base il y a toujours silence respiratoire ; plus haut la respiration est soufflante mêlée de râles, la fièvre diminue.

Le 11. Le malade a maigri et pâli beaucoup. Les 2/3 inférieurs du côté droit sont mats en arrière : le souffle est plus doux, aux deux temps ; il y a toujours quelques râles sous-crépitants fins ; au sommet on entend des râles humides. L'expectoration muqueuse, augmente un peu.

Le 25. La pâleur et l'amaigrissement s'accentuent ; sueurs abondantes, de temps à autre de la diarrhée (4 à 5 selles par jour). Matité de tout le côté droit sauf au sommet ; toujours abolition persistante des vibrations. Râles humides au sommet.

Le 7 avril. Le malade a, depuis quelques jours, des quintes de toux extrêmement violentes. L'expectoration a beaucoup augmenté ; les crachats sont maintenant jaunes, opaques, nummulaires, nageant dans un liquide clair. L'examen répété de ces crachats ne décèle à M. Letulle aucun bacille ; vomissements alimentaires après ces quintes.

Toujours matité, souffle et quelques râles sous-crépitants disséminés, plus abondants et plus humides dans la fosse sus-épineuse.

Pâleur, amaigrissement et faiblesse croissantes.

Traitement. — Avant chaque repas, 0 gr. 25 cent. de bromure de potassium. Potion avec sp. de tolu, 30 gr., eau de laurier-cerise, 10 gr.

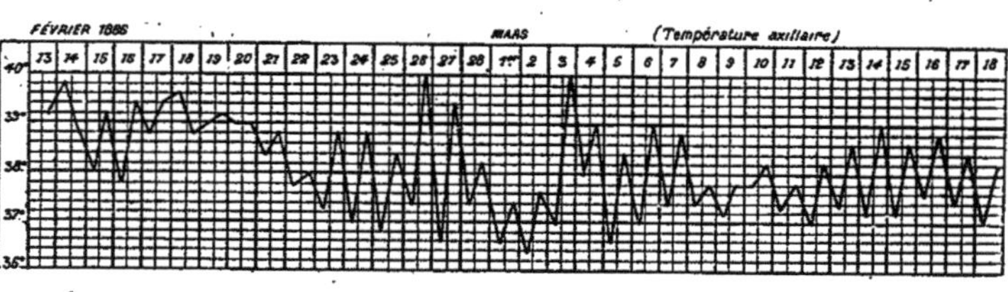

FÉVRIER 1888
MARS
(Température axillaire)
40° 39° 38° 37° 36°
73 74 15 16 77 18 19 20 21 22 23 24 25 26 27 28 1er 2 3 4 5 6 7 8 9 10 11 12 13 14 15 16 17 18

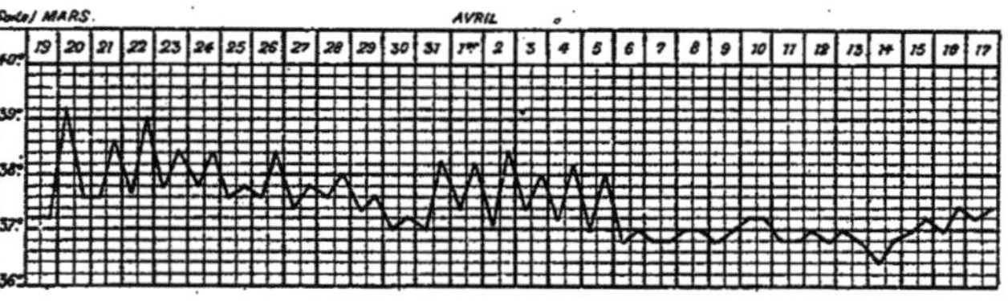

(Suite) MARS.
AVRIL
40° 39° 38° 37° 36°
19 20 21 22 23 24 25 26 27 28 29 30 31 1er 2 3 4 5 6 7 8 9 10 11 12 13 14 15 16 17

Le 8. Amélioration rapide et notable ; les vomissements sont supprimés, presque plus de toux, l'expectoration redevient rare et muqueuse.

Le sommeil revient ainsi que l'appétit, le malade reprend des forces.

Le 19. Cette amélioration n'a fait que progresser, le malade engraisse à vue d'œil et reprend ses couleurs. Quelques crachats muqueux seulement dans les 24 heures.

Comme signes physiques, il n'y a presque pas de modifications : la matité persiste aussi complète et aussi étendue, le murmure vésiculaire est à peine perceptible à la base, les vibrations thoraciques y sont toujours très diminuées ; il y a toujours un léger souffle qui augmente vers le hile du poumon où il prend une certaine rudesse. Le sommet est complètement dégagé, plus de râles, respiration pure.

Enfin, le 22, l'amélioration s'étant toujours continuée, le malade ayant repris tout son embonpoint et son teint sort de l'hôpital après un séjour de 2 mois 1/2. Les signes physiques étaient restés les mêmes que précédemment.

Voilà donc un cas des plus accusés et des plus typiques de spléno-pneumonie, développée de même que la précédente du côté *droit* de la poitrine. Certaines particularités sont dignes d'être remarquées dans l'histoire de ce malade. C'est d'abord l'accentuation progressive des signes physiques constatée dans les jours qui ont suivi son entrée à l'hôpital, quoique la fièvre et les troubles fonctionnels aient été d'emblée très accentués. La submatité de la base, la légère diminution des vibrations thoraciques, la broncho-égophonie du début ont fait place peu à peu et sous les yeux de l'observateur à de la matité absolue, à la disparition totale du frémitus vocal et à de l'égophonie pure, en même temps que la voussure s'accentuait et que les râles sous-crépitants fins perçus les premiers jours étaient remplacés par un silence respiratoire complet. Ce fait mérite d'être noté, car il paraît peu habituel et nous avons toujours vu, dans les observations précédemment rapportées, qu'au moment du premier examen les signes physiques avaient toujours, ainsi que les phénomèmes généraux, acquis leur maximum de développement.

Nous trouvons encore dans ce cas une acuité extrême de la douleur intercostale que nous avons déjà plusieurs fois rencontrée, l'immobilisation du côté atteint, la réapparition graduelle, sans zone d'exagération, des vibrations vocales ainsi que le tympanisme sous-claviculaire sur lesquels nous avons tant insisté et enfin l'expectoration gommeuse qui se retrouve dans tous les cas un peu aigus. Ajoutons que malgré la voussure très manifeste, le signe du cordeau ne nous a pas permis de constater la moindre déviation sternale.

La marche de la maladie a été aussi particulièrement intéressante. Sans parler de la température sur laquelle nous aurons l'occasion de revenir et qui nous a présenté de la façon la plus nette ces ascensions brusques auxquelles nous avons fait précédemment allusion, nous devons faire ressortir, d'une part l'extrême lenteur de la résolution de la lésion que nous avons déjà pu toujours observer et qui paraît être la règle dans l'affection que nous étudions, et d'autre part cette phase d'amaigrissement avec transpirations abondantes et expectoration muco-purulente, survenue au moment où tout semblait indiquer une convalescence prochaine et qui a fait craindre pendant quelque temps le début d'une tuberculisation rapide. Cette phase inquiétante n'a bien été que passagère, avons-nous vu, et le malade a pu sortir de l'hôpital en très bon état, sauf une certaine persistance des signes physiques de la base ; mais, toutefois, ne faut-il pas voir là un indice préoccupant pour l'avenir de ce jeune homme et redouter pour lui l'invasion plus ou moins éloignée d'une tuberculose dont ces symptômes sérieux n'auraient été, malgré l'absence de bacilles dans les crachats, qu'une première manifestation développée sous l'influence d'une maladie aiguë du poumon ?

Enfin, et c'est là surtout le point sur lequel nous tenons à insister, il y a eu une certaine participation morbide de la plèvre. Pendant quelques jours, celle-ci a été atteinte d'une inflammation sèche et restée telle, ainsi que l'ont démontré les ponctions négatives plusieurs fois pratiquées. En effet, chez ce malade, les râles sous-crépitants de la base d'une part, les frottements pleuraux perçus dans tout le côté, mais surtout très forts dans la région axillaire d'autre part, ont bien montré que l'affection avait débuté par une fluxion pleuro-pulmonaire, comparable à celles que M. le professeur Potain a signalées en 1883 au congrès de Rouen (1). Il y a donc eu là, dans la période initiale de la maladie, une sorte d'enchifrènement de la plèvre, altération de peu de durée et qui n'a été qu'un incident dans le cours d'une lésion du poumon. Tel est l'enseignement que nous fournit l'observation précédente et qui mérite d'être retenu.

(1) Potain, Fluxion pleuro-pulmonaire. Congrès de Rouen, 1883.

Dans quelques cas, ce n'est plus vers le début, mais dans la phase terminale qu'il peut y avoir une légère atteinte de l'enveloppe séreuse du poumon, alors que la résolution s'accuse de plus en plus dans cet organe ; mais cette atteinte est toujours bien peu profonde, très passagère, tout à fait accessoire. On trouvera un exemple de ce fait dans l'observation suivante qui, se rapportant encore à une spléno-pneumonie très-accentuée et très nette, est instructive, en outre, à bien des points de vue.

Observation VI

(Recueillie par M. Dubreuilh, interne des hôpitaux) (1).

Spléno-pneumonie gauche.

Le nommé Brou..., Michel, âgé de 34 ans, camionneur, entre le 30 octobre 1883 à l'hôpital Necker, dans le service de M. Rigal, salle St-Jean, n° 23.

Il n'y a rien de particulier à signaler dans les antécédents du malade. Pas de tuberculose chez les ascendants ; le malade a eu quelques accidents scrofuleux dans son enfance ; il n'est pas alcoolique.

Il raconte que cinq jours avant son entrée, à la suite d'un refroidissement, il a éprouvé une série de frissons accompagnés d'un point de côté sous l'omoplate gauche.

A son entrée, on constate une dyspnée assez prononcée et de la fièvre (température axillaire, le soir = 39°) ; le malade se plaint d'un point de côté au niveau du mamelon gauche.

Le 31 octobre. Le poumon droit ne présente rien d'anormal que quelques râles sous-crépitants humides à la base.

(1) Revue de médecine. Janvier 1885.

Du côté gauche on trouve une zone de matité complète à la base et en arrière. La ligne de matité est assez nette et part de la 7ᵉ apophyse dorsale pour se porter en dehors, puis en bas elle passe au niveau de l'angle de l'omoplate et atteint la base du poumon au niveau de la ligne axillaire postérieure.

Respiration rude dans toute la partie supérieure du poumon gauche ; silence complet dans toute la zone mate, où les vibrations vocales sont abolies. Souffle doux au niveau de la limite de la matité ; dans la même région, égophonie peu marquée, mais très étendue.

Pectoriloquie aphone très prononcée à la partie supérieure du poumon gauche, nulle à la base, très faible dans le poumon droit.

La sonorité à la percussion, les vibrations vocales et la respiration sont diminuées dans la partie supérieure du poumon gauche en arrière, et abolies dans la partie inférieure au-dessous de l'angle de l'omoplate. Cependant, par la toux, on peut entendre quelques râles éloignés à la base.

Dans la région sous-claviculaire gauche, on trouve le schème suivant : sonorité +, vibrations —, respiration —.

M. R. Moutard-Martin, suppléant M. Rigal, porte le diagnostic : *Pleurésie gauche avec épanchement* ; cependant l'espace de Traube est conservé intégralement et l'épreuve du *cordeau* montre qu'il n'y a pas de déviation du sternum.

Le soir, la sonorité sous-claviculaire gauche a pris un caractère tympanique à tonalité élevée. En arrière, la ligne de matité s'est élevée ; elle arrive à deux doigts au-dessous de l'épine de l'omoplate ; de plus, la matité n'est plus aussi absolue et l'on entend de gros râles humides à la partie supérieure du poumon gauche.

Le 1ᵉʳ novembre. Dyspnée modérée, le malade reste couché sur le côté gauche ; tant qu'il reste couché, il ne tousse presque pas, sauf deux ou trois quintes violentes dans les vingt-quatre heures, mais les mouvements, la position assise déterminent souvent des quintes de toux.

Expectoration muqueuse, spumeuse, blanchâtre et opaline avec quelques stries de sang.

Sommet gauche en avant : sonorité très diminuée avec skodisme immédiatement sous la clavicule, vibrations diminuées surtout sous la clavicule. Respiration très faible avec quelques gros râles.

En arrière ; submatité dans les fosses sus et sous-épineuses, matité au-dessous ; la limite de la matité est diffuse. Vibrations faibles dans la fosse sous-épineuse, nulles dans toute la moitié inférieure du poumon. Respiration normale dans la fosse sous-épineuse avec quelques râles.

Dans la moitié inférieure, la respiration est presque nulle, cependant dans la toux on peut entendre quelques râles humides à peu près jusqu'à la base. Pas de souffle.

Bronchophonie dans la fosse sous-épineuse ; espace de Traube toujours conservé.

Ponction avec une seringue hypodermique à la base de la poitrine du côté gauche; il ne vient rien, ni sang ni sérosité. Trois ponctions faites à différentes hauteurs donnent le même résultat négatif.

Le 2. Pas de changement, la fièvre persiste. T. A., soir, 39°. La toux devient un peu plus fréquente.

Pectoriloquie aphone dans la moitié supérieure du poumon gauche.

Auscultation plessimétrique : En auscultant la partie postérieure de la poitrine la percussion de la clavicule gauche fournit un son très aigre ; la percussion avec deux pièces de monnaie donne également un retentissement, très prononcé surtout à la partie supérieure de la poitrine.

Le 3. La matité s'élève jusqu'à l'épine de l'omoplate ; les signes stéthoscopiques n'ont pas changé.

L'espace de Traube est légèrement diminué, la zone sonore n'a plus que deux travers de doigt de hauteur au-dessus du rebord des fausses côtes.

Pas de déviation du cœur, ni du sternum. Crachats gommeux, adhérents, opalins, sans aucune trace de sang.

Le 7. Crises de toux rares, mais pénibles ; crachats plus abondants avec quelques stries de sang après les crises de toux.

En avant, du côté droit, sonorité un peu diminuée, respiration forte, vibrations un peu faibles.

En avant, du côté gauche, sonorité et vibrations plus fortes qu'à droite, respiration faible, expiration prolongée. Espace de Traube toujours diminué.

En arrière, à droite, respiration supplémentaire. En arrière, à gauche, sonorité diminuée dès la fosse sus-épineuse matité, dans les deux tiers inférieurs du poumon, sauf une trace de tympanisme en un point limité près de la base.

Vibrations vocales fortes dans toute la hauteur de la poitrine, mais surtout à la partie supérieure.

Respiration faible dans toute la hauteur et presque nulle dans les deux tiers inférieurs, où l'on n'entend que quelques râles sous-crépitants, apparaissant par bouffées pendant la toux. Les râles sont peu nombreux à la partie supérieure.

Le 13. La fièvre persiste, la température oscillant entre 37°,8 et 38°,6.

En avant, la sonorité est égale des deux côtés, de même que la respiration qui est rude, mêlée de quelques râles.

En arrière, et à gauche, la sonorité diminue à partir de la fosse sous-épineuse et à la base la matité est presque complète. Vibrations vocales normales dans la moitié supérieure, diminuées à la base. Retentissement vocal exagéré, broncho-égophonie surtout à la base. Respiration diminuée du sommet à la base, où elle est presque nulle. Râles sous-crépitants dans toute la hauteur du poumon.

Le 24. Sonorité normale aux deux sommets en avant. Respiration forte, surtout à droite ; quelques râles sibilants à gauche. Expiration prolongée des deux côtés.

En arrière à gauche, sonorité normale dans la fosse sus-épineuse, matité assez prononcée à la base. Respiration presque nulle à la base. Retentissement vocal faible mais aigu à la base.

Le 30. En avant, sonorité et vibrations égales dans les deux fosses sous-claviculaires. Respiration un peu plus faible à gauche.

En arrière, à gauche, la sonorité à la percussion diminue à partir de trois doigts au-dessous de l'épine de l'omoplate sans atteindre une matité complète à la base. Vibrations presque complètement revenues à la base gauche. Respiration un peu rude au sommet droit.

Du côté gauche la respiration s'entend presque jusqu'à la base où il y a quelques frottements.

Retentissement vocal un peu plus prononcé à gauche; ni bronchophonie, ni égophonie. Pectoriloquie aphone nulle.

En somme, la résolution paraît à peu près complète dans le poumon gauche.

Le sommet droit où la respiration est rude pourrait faire craindre une tuberculisation prochaine, ce qui est corroboré par l'aspect général du malade.

Cependant il reprend des forces et mange bien ; il tousse encore, mais moins qu'autrefois.

Dans cette observation nous voyons que l'erreur a encore été commise. On ne pouvait, en effet, trouver plus nettement accusés tous les signes habituels et classiques de la pleurésie : matité absolue à la base avec silence respiratoire complet et abolition totale des vibrations, souffle à la limite de la matité, égophonie, pectoriloquie aphone très prononcée. En outre, le malade était couché sur le côté affecté. On remarquera cependant qu'il y avait quelques symptômes capables de faire naître quelques doutes au sujet de ce diagnostic; c'est ainsi qu'on pouvait entendre par la toux quelques râles jusqu'à la base, qu'il y avait de l'expectoration gommeuse ce qui était déjà l'indice d'une altération siégeant dans le poumon ; qu'en outre l'espace de Traube était conservé, que l'épreuve du cordeau n'avait montré aucune déviation sternale, que le cœur n'était pas déplacé, faits tous bien peu en rapport avec l'existence d'un épanchement, et les ponctions exploratrices ont prouvé qu'en réalité il n'y avait pas trace de liquide dans la cavité pleurale.

L'auscultation plessimétrique elle-même que nous avons vu employée dans ce cas, n'était guère non plus capable, par les résultats qu'elle a fournis, de venir apporter quelque lumière dans la question. Le son aigre, retentissant, perçu par ce moyen était encore bien fait pour prêter à confusion.

On sait, en effet, que si l'on ausculte la région postérieure du thorax tandis que l'on percute l'une sur l'autre deux pièces de métal à sa partie antérieure, on entend à l'état normal un bruit sourd, lointain, mat ; au contraire, s'il y a du liquide dans la plèvre, ce bruit devient clair, net, métallique, perçant. Ce mode d'exploration ne semble guère, à en juger par l'exemple précédent, pouvoir donner de renseignements précis dans la spléno-pneumonie et mériter d'y être utilisé d'une manière efficace.

Quoi qu'il en soit, le fait que nous voulons surtout retenir de cette observation, c'est que, dans les derniers jours de la maladie, ainsi que nous l'avons fait spécialement remarquer, au moment où la résolution de la lésion pulmonaire s'accusait de plus en plus et où la respiration commençait à être perçue légèrement jusque dans les parties les plus déclives, on a constaté des frottements pleuraux, que *la plèvre a été atteinte*.

On voit donc bien par ce fait, ainsi que par l'observation V, que, dans la spléno-pneumonie, il peut y avoir une certaine propagation inflammatoire à la séreuse, tantôt vers la fin, tantôt au début de l'affection, mais que cette inflammation reste toujours très légère, fugace et à l'état d'épiphénomène sans importance. Nous croyons même que pour le diagnostic, cette particularité constitue un véritable avantage, car pendant tout le temps qu'on peut percevoir à l'auscultation des frottements pleuraux vers la base, on est en droit d'affirmer que, malgré l'apparence la plus trompeuse des signes physiques, il n'y a pas de liquide dans la cavité de la plèvre.

Presque toujours, lorsque cette inflammation pleurétique surajoutée se manifeste, elle reste sèche et à aucun moment il ne se produit d'épanchement; les explorations sont là pour le prouver.

Mais cependant, dans quelques cas exceptionnels et sans que cela doive modifier en aucune façon l'idée qu'il faut se faire de la spléno-pneumonie, affection essentiellement pulmonaire, cette inflammation peut s'accompagner, consécutivement à la lésion du poumon et toujours à titre d'incident accessoire, d'une légère transsudation pleurale, ne dépassant pas 200 à 300 gr. de liquide. C'est cette variété très rare que M. Queyrat propose de nommer *pleurogène* par opposition à la *spléno-pneumonie sèche, pure*, que l'on observe le plus fréquemment.

Un exemple très net d'un semblable fait est fourni par l'observation suivante, publiée par M. le professeur Grancher.

Observation VII

(Tirée du mémoire de M. Grancher) (1).

Spléno-pneumonie gauche.

Le nommé Rou... entre, le 30 août 1882 à l'hôpital Necker dans le service de M. Grancher.

C'est un jeune homme de 19 ans, un peu chétif et fils d'une mère morte tuberculeuse, suspect par conséquent, quoique d'une bonne santé habituelle.

Ce garçon souffrait depuis deux mois, de temps en temps, au niveau des fausses côtes gauches, lorsque le 26 août dernier, il se fatigua beaucoup pour monter, en traînant une charrette, la côte de Bicêtre. Il se coucha le soir à son habitude, mais au lever du lendemain, il ressentit un violent point de côté à gauche et des frissons. Le médecin fut appelé et prescrivit l'application d'un vésicatoire. Mais le 30 août, son état empirant, Rou... vint à l'hôpital.

Le 30 août. *Etat actuel.* — La toux est forte, sèche, quinteuse, paroxystique jusqu'à la suffocation; la douleur de côté très pénible, la fièvre vive, 40°,2, l'expectoration nulle.

Les signes physiques, dans le tiers inférieur de la poitrine à gauche, sont ceux d'un épanchement : matité, vibrations presque abolies, souffle doux surtout expiratif; broncho-égophonie légère avec pectoriloquie aphone.

Mais pendant les grandes expirations d'un accès de toux, on entend jusqu'en bas des crépitations dispersées à l'inspiration seulement. L'espace de Traube est très sonore; les vibrations reparaissent en augmentant progressivement jusqu'au sommet.

Sous la clavicule, on constate le schème n° 2 : son +, vibrations +, respiration — et rude en même temps.

(1) Loc. cit.

Dans les jours qui suivent, la fièvre étant toujours fort vive, les signes physiques envahissent, en *montant et en tournant*, la région sous-axillaire et sous-claviculaire si bien que, aux 2 et 3 septembre, on se serait cru devant un cas de ces *pleurésies tournantes* de Lasègue.

En avant, latéralement et en arrière, le poumon était mat de la base au sommet et les vibrations très diminuées.

Le souffle était dur et fort comme il arrive quelquefois dans les grands épanchements. Mais l'espace de Traube gardait sa sonorité dans toute son étendue et les crépitations fines et discrètes, quoique inconstantes, étaient perçues jusqu'au bord inférieur du poumon. La toux était un peu calmée, l'expectoration toujours nulle.

Je fis avec la seringue de Pravaz une ponction exploratrice dans le septième espace intercostal. Elle fut négative.

Jusqu'au 7 septembre, l'état ne change point; mais, à partir du 8, Rou... va mieux, la toux cesse; cependant le souffle est toujours fort et diffus dans toute la hauteur du poumon; les crépitations, quoique rares, sont toujours présentes jusqu'en bas, au niveau de la gouttière vertébrale.

Le 12 septembre, le malade allait déjà beaucoup mieux; le sommet commençait à se dégager et laissait entendre de nombreuses et grosses crépitations. En bas et en arrière le souffle était plus aigu, avec une tonalité plus haute que la veille et une *nouvelle ponction* pratiquée dans l'angle des côtes donna issue à un liquide citrin un peu visqueux.

Il est probable qu'une petite quantité de liquide s'était formée récemment dans la plèvre, au moment de la convalescence, quand le poumon moins congestionné revenait sur lui-même, car depuis la première ponction, *j'en avais fait deux autres également négatives*.

La présence des crépitations superficielles d'une part, la conservation intégrale de l'espace de Traube d'autre part, éloignaient l'idée d'un épanchement abondant et il ne me parut pas douteux que cet exsudat pleural était un *épisode* ancien ou récent survenu dans le cours d'une maladie du poumon.

Le lendemain et les jours suivants, nous trouvâmes de gros frottements dans la région sous-axillaire et mamelonnaire, ce qui vint confirmer la participation de la plèvre au processus morbide.

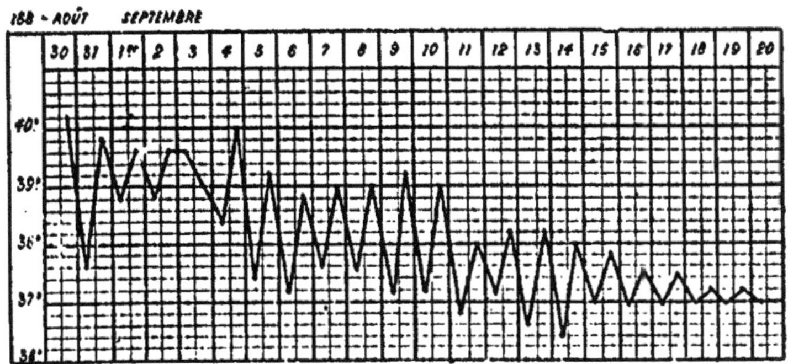

Voilà donc un cas, dans lequel la persistance de l'espace tympanique semi-lunaire, la présence constante de crépitations fines jusqu'à la base ainsi que la réapparition graduelle et progressive jusqu'au sommet des vibrations thoraciques avaient permis de poser le diagnostic de spléno-pneumonie et d'écarter l'idée d'un épanchement pleural, ce qui avait été d'ailleurs pleinement justifié par trois ponctions exploratrices, faites à diverses reprises et toujours négatives. M. Queyrat, alors interne à l'hôpital Necker et ayant été témoin de ce fait, le rappelle dans son dernier travail (1) et y montre combien M. Grancher fut surpris, en faisant une quatrième ponction, après douze jours d'intervalle, de voir la seringue se remplir de

(1) Queyrat. Rev. de méd. Mars 1886.

liquide citrin. La thoracentèse qui fut alors pratiquée avec l'aspirateur Potain permet de retirer 250 gr. environ de liquide.

On a donc eu affaire dans ce cas à une splénopneumonie très nette et qui, sèche d'abord, s'est à la fin accompagnée d'une légère transsudation pleurale.

M. Queyrat, commentant ce fait, le considère comme pouvant avoir une grande portée et il se demande si, dans les cas où l'on rencontre une très petite quantité de liquide dans la plèvre avec une congestion pulmonaire énorme, le tout simulant un épanchement très abondant, on a le droit de dire : *Pleurésie avec congestion pulmonaire*. En raison de la disproportion frappante qui existe entre l'élément *congestion*, tenant toute la scène et l'élément *pleurésie*, au contraire presque insignifiant, ne serait-il pas plus exact de renverser l'ordre des facteurs et de regarder l'affection comme une *congestion pulmonaire avec épanchement pleural?*

La congestion, en un mot, serait d'après lui, *pleurogène;* elle serait la cause et non l'effet de la pleurésie; ouvrant la marche et par la suite gardant toujours son rôle prépondérant, elle s'accompagnerait, mais à titre purement accessoire d'une légère transsudation pleurale.

Et si le stade de congestion pure passe souvent inaperçu, cela tiendrait à ce qu'on ne fait pas ordinairement, dès les premiers jours, de ponctions exploratrices.

Cette manière de voir, semble très logique et parfaitement en rapport avec l'observation des faits; mais elle nécessite encore de nouvelles recherches, qui permettront peut-être de résoudre un jour, complètement, ce problème intéressant.

Ce que nous voulons établir, pour le moment, nous fondant sur les trois derniers exemples, c'est que, dans la spléno-pneumonie, la plèvre peut-être touchée, quelquefois même donner lieu à une exsudation de quelques cuillerées de liquide, sans que pour cela, la physionomie générale de la maladie en soit nullement modifiée. Il se passe alors là un fait accessoire, passager, comme dans toutes les affections qui, occupant exclusivement le tissu du poumon, peuvent exceptionnellement intéresser par propagation une certaine étendue de son enveloppe séreuse.

Jusqu'à présent, nous n'avons guère envisagé que les types très accusés de la spléno-pneumonie, ceux où la netteté et l'accentuation des lignes permettaient mieux de se rendre un compte exact de la symptomatologie complète de l'affection et d'en garder dans l'esprit une impression plus précise et plus profonde. Mais, à côté de ces cas bien tranchés, il en existe d'autres plus ou moins atténués, des diminutifs pour ainsi dire où certains symptômes font défaut ou tout au moins sont peu marqués. C'est ainsi que la fièvre peut être presque nulle comme dans l'obs. I ; qu'on peut ne pas constater l'augmentation de volume du côté, que la dyspnée, la douleur intercostale peuvent être très légères. Les conditions en quelque sorte accessoires de la maladie ne se trouvent pas toutes réalisées, mais on observe toujours au complet les signes objectifs, fondamentaux de pleurésie, qui alors occupent à eux seuls plus ou moins exclusivement toute la scène.

On peut voir un exemple de cette spléno-pneumonie atténuée, mais cependant non douteuse, dans l'observation suivante que nous empruntons au dernier travail de notre excellent collègue M. Queyrat et qui contient quelques détails intéressants.

OBSERVATION VIII

(Recueillie par M. Hontang, interne des hôpitaux) (1).

Spléno-pneumonie gauche.

Le nommé Pal... Léon, âgé de 15 ans, sans profession, entre le 24 mars 1885 à l'hôpital Tenon (service de M. R. Moutard-Martin, salle Parrot, n° 1.)

Sa mère est morte tuberculeuse à l'âge de trente-trois ans.

Rien à noter dans ses antécédents personnels; il a eu la rougeole à l'âge de 7 ans; depuis il s'est bien porté.

Il y a six jours, il a commencé à éprouver des malaises (céphalalgie, perte de l'appétit et un peu de fièvre le soir).

Deux jours plus tard, il a été pris, sans cause appréciable, de légers frissons et d'un point de côté à gauche qui ne l'a pas quitté depuis lors.

Le 25 mars. *Etat actuel.* Enfant grand pour son âge, blond, maigre; teint pâle, cils développés.

Il se plaint d'avoir la respiration gênée par un point de côté siégeant tout à fait à la base de la poitrine, du côté gauche, au niveau des fausses côtes et s'irradiant vers l'épaule pendant les mouvements respiratoires.

Pas de dyspnée marquée. Toux sèche, peu fréquente, survenant par petites quintes, quand le malade remue dans son lit. Pas d'expectoration. La langue est blanche, saburrale, humide.

(1) Revue de médecine. Mars 1886.

Anorexie; pas de constipation. La peau est chaude et sèche; la température, 40° hier soir, 39°,4 ce matin.

A l'examen de la poitrine, on remarque que le côté gauche du thorax est à peu près immobile pendant la respiration et ne suit pas les mouvements d'ampliation et de retrait du côté droit.

En avant (côté gauche), tympanisme sous-claviculaire appréciable, mais peu marqué; vibrations exagérées; respiration rude, exagérée; phénomènes qui correspondent au schème 1 de M. Grancher (+ + +). Côté droit, rien à noter.

En arrière, pas d'augmentation de volume du côté gauche appréciable à la vue ni à la mensuration. A la percussion : matité absolue, remontant jusqu'à l'épine de l'omoplate. Les vibrations thoraciques sont abolies dans les deux tiers inférieurs; elles reparaissent vers la partie supérieure, sans zone d'exagération intermédiaire.

A l'auscultation : silence absolu à la base; souffle doux, expiratoire vers la partie moyenne; respiration rude, avec quelques râles sous-crépitants rares dans la fosse sus-épineuse. Egophonie type et pectoriloquie aphone dans toute la région où s'entend le souffle.

Du côté droit : respiration forte; pas de râles. Persistance de l'espace de Traube. Pas de déviation du sternum; pas de déplacement appréciable du cœur; la pointe bat un peu en dedans de la ligne mamelonnaire dans le 5ᵉ espace ; les bruits s'entendent nettement; pas d'irrégularités.

En présence de ces signes, M. R. Moutard-Martin porte le diagnostic : *Pleurésie gauche avec épanchement moyen.*

Traitement : Deux verres d'eau de sedlitz; potion avec : teinture de digitale V gouttes ; potion avec : extrait thébaïque 0,03 centigr.

Le 26. Le malade a assez bien dormi ; il a été abondamment à la selle avec son purgatif; les signes fonctionnels et physiques persistent les mêmes qu'hier. Température : matin 40°,2, soir 40°,6.

Le 27. Un peu d'agitation dans la soirée et dans la nuit, mais ce matin le malade se trouve mieux : la température est tombée à 39°.

Les signes physiques n'ont pas changé. On pratique, en s'entourant de toutes les précautions d'usage, *deux ponctions exploratrices avec la seringue de Pravaz*, la première dans le 5° espace intercostal, au niveau du souffle, la seconde dans le 7° espace intercostal en pleine matité, là où tous les phénomènes stéthoscopiques font défaut; on n'obtient, dans les deux cas, que quelques gouttes de sang mêlé de bulles d'air, ce qui indique que l'aiguille avait piqué en plein poumon et qu'il n'existait pas le plus léger épanchement, car nous avons retiré l'aiguille en maintenant le vide dans la seringue ainsi que le recommande M. Grancher. Il s'agissait donc là, non pas d'une pleurésie avec épanchement, mais d'un beau cas de spléno-pneumonie.

Le 28 même état.

Le 29. Les signes physiques se sont un peu modifiés en avant, du côté gauche ; le tympanisme sous-claviculaire persiste, les vibrations sont encore exagérées, mais la respiration s'est sensiblement affaiblie, si bien qu'elle est aujourd'hui moins forte que du côté droit. Le schème $+ \, + \, -$ a donc remplacé le schème $+ \, + \, +$.

En arrière : matité toujours aussi étendue et aussi absolue. A l'auscultation, dans la zone de silence de la base on perçoit de temps en temps quelques râles sous-crépitants; plus haut, le souffle persiste, mais il est accompagné actuellement de râles sous-crépitants très nets. Dans la fosse sus-épineuse, expiration rude et prolongée avec quelques râles.

Traitement : badigeonnage iodé sur le côté gauche en arrière. Potion avec 0,05 centigr. d'extrait thébaïque.

1er avril. Le souffle a disparu graduellement et ne s'entend plus aujourd'hui ; il est remplacé par de gros râles humides qui s'entendent aussi en avant.

A la base, la respiration reste très obscure ; l'état général est bon. Vésicatoire en arrière.

Le 6. Le malade paraît complètement rétabli ; la respiration s'entend presque jusqu'à la base en arrière. Il reste encore

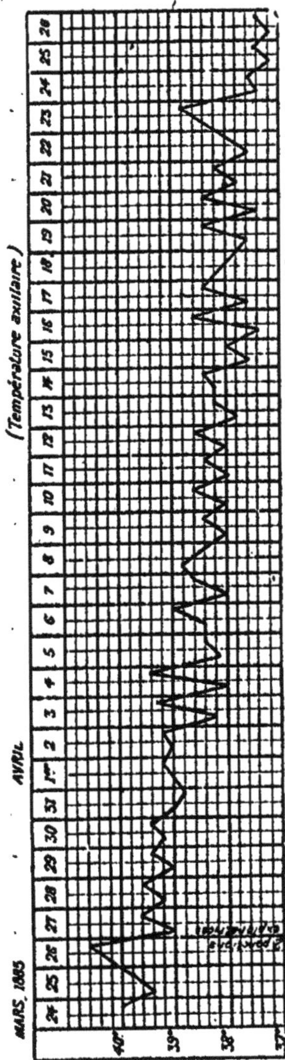

quelques râles au sommet et en avant ; la respiration est toujours obscuré sous la clavicule. Comme le malade a des antécédents tuberculeux hérédi-taires et que lui-même n'est pas de constitution vigoureuse, on lui donne des granules d'acide arsénieux et du quinquina.

Il se lève à partir de ce jour et com-mence à bien manger ; lorsqu'il sort, le 5 mai, il paraît en bon état, mais conserve une respiration obscure au sommet gauche en avant, quelques râles dans la fosse sus-épineuse, un peu de submatité dans tout le côté gauche et d'obscurité respiratoire.

Nous ne l'avons pas revu depuis.

Chez ce malade, bien qu'on n'ait pas trouvé de voussure appréciable du thorax, que la dyspnée ait été à peine marquée et l'expectoration nulle, on voit que cependant les signes d'un épanchement ont existé au complet et ont été si pro-noncés que l'erreur n'a pu être évitée. Il y avait en effet une ma-tité absolue jusqu'à l'épine de l'omoplate, une abolition totale des vibrations dans les 2/3 inférieurs, un silence respiratoire complet à la base avec immobilité des côtes; enfin on pouvait entendre un souffle expira-toire doux vers la partie moyenne, de l'égophonie type et de la pectoriloquie aphone. A cet ensemble de signes trompeurs s'ajoutait encore une légère douleur de côté.

Pourtant c'était bien à une spléno-pneumonie que l'on avait affaire; car, si la réapparition graduelle des vibrations, la persistance de l'espace de Traube, l'absence de déviation sternale et de déplacement du cœur, n'ont pas suffi malgré leur grande valeur, un peu trop méconnue sans doute dans ce cas, à entraîner la conviction des observateurs, l'apparition ultérieure de quelques râles sous-crépitants jusqu'à la base et surtout le résultat des ponctions exploratrices sont venus lever tous les doutes à cet égard.

On voit donc, d'après ce fait, que, malgré l'atténuation très grande des phénomènes généraux et des troubles fonctionnels, les signes physiques peuvent, dans cette affection, être néanmoins très accentués et qu'ils présentent toujours cette persistance, cette lenteur dans leur graduel affaiblissement que nous avons déjà signalées, qui se retrouvent chez le dernier malade et qui paraissent être le propre de la spléno-pneumonie quelle qu'en soit la forme.

Voici encore un exemple plus frappant de cette réso-lution très tardive dans un cas de moyenne intensité, dont nous avons pu suivre l'évolution à l'hôpital Lariboi-sière et dont l'histoire complète nous a été obligeamment communiquée par notre collègue et ami, M. Florand.

Parmi les autres particularités dignes d'intérêt qu'on

y rencontre, nous ferons spécialement remarquer la localisation à droite de la maladie, fait que nous avons déjà relevé deux fois et qui, en opposition avec ce qui a été jusqu'à ce jour constaté par les observateurs, paraît en réalité assez rare.

OBSERVATION IX (Inédite).

(Recueillie par M. Florand, interne des hôpitaux).

Spléno-pneumonie droite.

Le nommé Toiss..., âgé de 28 ans, entre le 13 janvier 1885, à l'hôpital Lariboisière dans le service de M. le professeur Proust, salle Saint-Charles n° 27.

Rien d'intéressant à noter dans ses antécédents héréditaires ou personnels. Il n'a jamais été malade et n'est pas sujet à s'enrhumer facilement.

Il toussait depuis une quinzaine de jours, lorsque, six jours avant son entrée à l'hôpital, il fut pris, à la suite d'un refroidissement, de quelques légers frissons avec point de côté droit et un peu de gêne respiratoire. Cette gêne ayant augmenté ainsi que la fièvre et la toux, il se décida à venir à l'hôpital.

Le 14 janvier. *A l'entrée*, voici ce que nous constatons : le malade est en proie à une dyspnée assez grande, les mouvements respiratoires sont précipités, courts ; il se plaint d'une douleur de côté légère au-dessous du sein droit. Il y a de la fièvre 30°,3. L'examen du thorax permet de voir une augmentation de volume très manifeste de tout le coté droit, mais surtout appréciable en arrière. A la percussion on trouve, une matité absolue dans la moitié inférieure du poumon droit en arrière avec un peu de submatité dans la fosse sous-épineuse. Les vibrations thoraciques, abolies dans toute la zone de matité absolue, reparaissent d'une façon graduelle au-dessus de cette zone et vont en augmentant jusqu'au sommet. Le silence respiratoire est complet dans le tiers inférieur; on entend vers le tiers moyen un souffle doux, se produisant à l'expiration, mais on ne perçoit aucun râle même dans les grandes inspirations ni pendant la toux. Egophonie légère ou plutôt retentissement broncho-égophonique de la voix, et pectoriloquie aphone, perçues dans les points où l'on a constaté le souffle.

En avant dans la région sous-claviculaire skodisme avec exagération du son et des vibrations, et diminution légère.de la respiration (schôme de congestion : ++ —).

Toux peu fréquente, mais quinteuse, pénible, exaspérant la douleur de côté et s'accompagnant de quelques crachats blanchâtres gommeux.

La langue est blanche, saburrale; il y a de l'anorexie et de la constipation.

Le 15. Même état : dyspnée toujours assez grande malgré l'application répétée de ventouses sèches. Mêmes signes physiques.

Température : 39°,6 le soir.

Le 16. *On pratique avec l'aiguille n° 1 de l'aspirateur Polain une ponction dans le 6ᵉ espace intercostal*, au niveau de la ligne axillaire, croyant rencontrer du liquide en assez grande abondance. On n'en obtient pas la moindre goutte; il s'écoule quelques gouttelettes sanguines mêlées de bulles d'air, tandis qu'on retire l'aiguille avec une extrême lenteur et en maintenant toujours l'aspirateur ouvert. On a donc bien pénétré dans le tissu pulmonaire et aucune couche de liquide, si minime qu'elle soit, n'est donc interposée entre le|poumon et la paroi thoracique.

Les jours suivants, les signes physiques persistent sans modification, mais il y a une détente dans les phénomènes généraux.

Le 21. La dyspnée est moindre, la douleur de côté disparue, sauf dans les très profondes respirations ou par les secousses de la toux. Celle-ci est peu fréquente, l'expectoration très peu abondante, toujours un peu sirupeuse.

La fièvre a beaucoup diminué, le thermomètre ne dépasse pas 38°, le soir. Cependant, comme la voussure, la matité, le souffle, le retentissement égophonique de la voix et la pectoriloquie aphone subsistent sans le moindre changement dans leurs caractères, *on fait deux nouvelles ponctions dans les 5° et 7° espaces intercostaux* au moyen de la seringue de Pravaz, en agissant toujours avec une extrême lenteur et en maintenant l'aspiration d'une façon continue. L'aiguille ayant été enfoncée à deux centimètres environ de profondeur, on n'obtient encore qu'un peu de sang mélangé d'air.

On prescrit un large vésicatoire à la base droite en arrière ; toniques ; nourriture légère.

Le 26. Le malade va bien mieux ; l'appétit renaît, Il commence à se lever dans la salle et ne tousse presque plus. La fièvre est très minime, le thermomètre oscillant entre 37°, le matin et 38°, le soir. Malgré l'excellent état général, l'état local persiste.

Il n'y a plus de dyspnée au repos, mais il reste une tendance très marquée à l'essoufflement dans la marche et au moindre effort.

L'apyrexie devient complète à la fin de janvier.

On applique successivement, dans le mois de février et le commencement de mars, trois nouveaux vésicatoires qui ne paraissent pas avoir grande influence sur la marche de la lésion pulmonaire.

Le 17 mars. Devant la persistance des signes pleurétiques et dans la crainte qu'il ne se soit produit un peu d'épanchement depuis la dernière exploration, *on pratique une nouvelle ponction avec l'aiguille n° 1 de l'appareil Potain* et l'on obtient toujours le même résultat négatif.

Le malade crache très peu ; en tous cas, les crachats, examinés à plusieurs reprises depuis le début, ne contiennent pas de bacilles. Il a repris ces temps derniers tout son embonpoint,

Le 9 avril. Le malade part pour Vincennes après un séjour de trois mois à l'hôpital. Les signes physiques se sont un peu atténués ; au moment de son départ, on constate que la saillie du côté droit est à peine marquée et que la matité est moins étendue et moins complète. Le schème n° 2 persiste toujours sous la clavicule droite.

Le 1er mai. Il revient de Vincennes en très bon état. Il lui reste un peu de faiblesse du murmure vésiculaire dans tout son côté droit, en arrière, avec submatité à la base.

Rien aux sommets qui respirent d'une façon absolument normale. Il ne ressent plus de gêne d'aucune nature, si ce n'est toujours un peu d'oppression dans la course rapide ou en montant les escaliers, et il reprend son travail.

Nous avons encore revu le malade dans le mois de novembre. Sa respiration était normale dans toute l'étendue de la poitrine et la sonorité de la base presque entièrement revenue.

Voilà donc encore un cas de spléno-pneumonie qui, assez atténuée comme acuité, a cependant été bien caractérisée, bien nette comme signes physiques, au point d'en imposer, comme tant d'autres, pour une pleurésie avec épanchement.

Or on a vu que trois explorations faites à divers moments ont bien prouvé qu'il n'y a jamais eu de liquide dans la plèvre.

Ce qui est surtout intéressant dans cette observation c'est que, comme chez notre malade (obs. IV), on a pu suivre pendant très longtemps l'évolution de la maladie, et constater pendant des mois, par des examens plus ou moins espacés, la lenteur de sa résolution, sur laquelle on ne saurait trop insister.

C'est une condition qui, malheureusement, malgré tout

l'intérêt qu'elle présente, se trouve bien rarement réalisée, les malades quittant l'hôpital dès que leur guérison
relative leur permet de repre dre à peu près leurs occupations, sans qu'on ait le plus souvent l'occasion de les
revoir.

Or, chez le malade de M. Florand, on voit que pendant plus de deux mois les signes physiques ne se sont
nullement modifiés, malgré la chute complète de la
fièvre qui a été très modérée et n'a guère duré qu'une
quinzaine de jours, malgré l'atténuation progressive, des
symptômes fonctionnels, malgré l'application successive
de quatre vésicatoires. Une nouvelle ponction exploratrice montre bien cependant qu'à ce moment il n'y a pas
d'épanchement pleural pour expliquer la persistance de
ces signes, de même que l'avaient déjà établi précédemment deux premières explorations.

Ce n'est qu'au bout de trois mois environ qu'on observe une certaine modification, à la percussion et à l'auscultation, et lorsque le malade part en convalescence,
c'est-à-dire lorsqu'il est à peu près complètement retabli,
il existe, toujours de la matité et de l'obscurité respiratoire à la base.

Enfin, à son retour de Vincennes, c'est-à-dire quatre
mois après le début de la maladie, il y a encore de la faiblesse du murmure vésiculaire dans tout le côté avec submatité à la base. Lorsqu'on le revoit au bout de dix mois, il
reste encore un peu moins de sonorité dans le même point.

C'est à peu près la même marche, extrêmement lente,
que nous avons pu nous-mêmes observer chez le malade
qui fait l'objet de l'observation IV.

B.   6

Pendant un mois et demi, il ne s'est produit dans les signes physiques aucun changement; puis leur atténuation a procédé avec une désespérante lenteur et lorsque nous avons revu le malade, trois mois après sa sortie de l'hôpital, c'est-à-dire plus de six mois après son entrée, il subsistait toujours à la base une submatité marquée avec diminution des vibrations et faiblesse respiratoire très accusées.

Quelle que soit donc l'acuité du début et des premières phases de la spléno-pneumonie, son évolution est toujours traînante; elle peut même être assez ralentie dans certains cas, pour permettre de constituer à côté des formes aiguës ou subaiguës de l'affection une véritable forme chronique. Celle-ci, quoique peu fréquente, ne nous paraît pourtant pas douteuse.

Tout dernièrement notre collègue et ami M. Netter (communication orale) nous exposait qu'il avait eu récemment l'occasion de suivre pendant plusieurs mois un cas de spléno-pneumonie des plus nets, mais dont le début lui avait échappé et que, pendant tout le temps qu'il avait pu l'observer, les signes physiques avaient persisté avec une immuabilité remarquable, au milieu d'une apyrexie complète.

L'exemple suivant, publié par M. le professeur Grancher est aussi bien concluant à cet égard, en nous montrant un cas apyrétique et prolongé, ayant pu en imposer pour un hydro-thorax.

Observation X

(Tirée du mémoire de M. Grancher) (1).

Spléno-pneumonie dans le cours d'une albuminurie.

Le nommé D... 41 ans, est un albuminurique depuis plus d'un an, dans mon service, et chez lequel la paracentèse fut faite à plusieurs reprises l'année dernière ; aujourd'hui malgré la persistance d'un peu d'albumine dans les urines, l'ascite et l'anasarque ont disparu, mais il reste du côté gauche un ensemble de signes qui a fait porter par les élèves le diagnostic d'hydro-thorax : matité, vibrations abolies, souffle doux, égophonie.

A l'origine, vers le 8 juin, D... se plaignit de courbature, et de frissons, accompagnés d'une dyspnée assez intense et d'un point de côté à gauche ; il toussait et crachait beaucoup. Au contraire, il ne tousse et ne crache plus aujourd'hui, quoique les signes physiques de la lésion du poumon gauche soient à peu près immobilisés depuis trois mois. Mais dans cet intervalle, D... a traversé plusieurs épisodes aigus pendant lesquels la toux reparaît avec les crachats, en même temps que le poumon droit, sain d'ordinaire, se remplit de râles ronflants et muqueux. Une fois même, presque à l'entrée du malade, un délire assez vif survint pendant deux ou trois nuits et nous dûmes commander une surveillance rigoureuse. Il ne faut pas oublier que cet homme est albuminurique et que ces crises de bronchite avec expectoration et toux, que ce délire même dépendent très probablement de sa néphrite.

D'ordinaire, il est tranquille, sans fièvre, sans dyspnée, sans toux ni expectoration, il se lève tous les jours et se promène

(1) Loc. cit.

dans la salle. La mine est assez bonne, l'appétit suffisant; à le voir on ne soupçonnerait ni qu'il est albuminurique ni que, si son poumon droit est sain, le gauche est altéré dans toute sa hauteur.

Ce fut d'abord une lésion circonscrite au lobe inférieur et caractérisée par les signes classiques d'un épanchement intra-pleural, matité, abolition presque complète des vibrations, souffle doux, expiratif, broncho-égophonie. Peu à peu, le tympanisme sous-claviculaire fit place à de la matité et sur ce point, comme dans la fosse sus-épineuse, on trouva de la matité unie à l'augmentation des vibrations et à l'affaiblissement respiratoire (schème 2).

Le *26 juillet*, je fis une *première ponction exploratrice néga-tive* et jusqu'à la fin de septembre *quatre nouvelles ponctions, toujours inutilement.*

J'ajoute que l'espace de Traube est intact, que quelques crépitations pulmonaires s'entendent jusqu'à la base, qu'au-dessus de la zone inférieure du poumon les vibrations reparaissent peu à peu et non brusquement... tous signes favorables à une spléno-pneumonie.

Ajoutons que la maladie, qui date de plusieurs mois, est actuellement tout à fait apyrétique, ce qui ne veut pas dire qu'il n'y ait pas eu à l'origine quelques journées fébriles, mais nous ne connaissons ni le degré ni la forme de cette fièvre.

TABLEAU GÉNÉRAL DE LA MALADIE

Nous possédons maintenant un assez grand nombre de faits, nous ayant permis de bien établir et d'étudier en détail chacun des symptômes de la spléno-pneumonie, pour pouvoir, en reprenant la question dès le principe, reconstituer dans son ensemble le tableau clinique de la maladie.

DÉBUT. — Il est assez brusque en général, quelquefois même brutal. Presque toujours il se montre à la suite d'un refroidissement manifeste; sur les neuf cas aigus ou subaigus que nous avons rapportés, il n'en est que deux où cette particularité ne soit pas notée. Lors même qu'elle est précédée pendant quelques jours, comme nous l'avons vu, d'une période de malaise, de toux, de bronchite légère, l'invasion se fait toujours avec une certaine soudaineté, dans quelques cas même avec une très grande violence, comme dans l'obs. IV.

Cette invasion est marquée par des frissons ordinairement peu accentués, mais se répétant plusieurs fois dans la journée, se prolongeant quelquefois pendant plusieurs jours, et alternant avec une augmentation de la température, de même qu'au début d'une pleurésie. Très rarement on observe le frisson violent, unique de la pneumonie; l'obs. I en présente cependant un exemple.

Deux fois seulement (obs. I et V), il y a eu à ce moment quelques vomissements bilieux.

En même temps que le frisson se montrent la douleur de côté et la dyspnée.

Le *point de côté* ne manque jamais et constitue un symptôme important, non seulement par sa constance, mais aussi par l'extrême acuité qu'il acquiert dans certains cas, comme dans l'obs. V.

Le plus souvent il est franchement névralgique, c'est-à-dire qu'il siège dans l'espace intercostal au point d'émergence d'un des nerfs intercostaux et on retrouve les points signalés par Valleix aux parties postérieure, moyenne et antérieure du même espace.

D'autres fois, la douleur est pleurodynique et semble siéger dans les masses musculaires, plus ou moins profondément, ordinairement sous le mamelon, quelquefois plus bas vers les attaches du diaphragme (obs. VIII); enfin plus rarement on la retrouve en arrière vers la partie moyenne, sous l'omoplate (obs. VI).

Assez vive spontanément, elle s'exagère par les mouvements respiratoires, par la toux, et devient souvent intolérable par la pression même légère aux points d'élection et surtout par la percussion.

Elle peut acquérir d'emblée une très grande intensité (obs. VII) ; mais souvent légère pendant quelques jours, n'arrêtant pas les malades, elle s'accentue tout à coup par la suite (obs. IV et V) au point d'apporter rapidement une gêne considérable à la respiration et de nécessiter un décubitus spécial ; elle devient quelquefois extrêmement violente et peut présenter même des paroxysmes atroces (obs. V). En tous cas, quel qu'ait été son mode de début, on ne la voit guère se prolonger avec cette acuité plus de deux ou trois jours ; elle diminue alors peu à peu et il est bien rare qu'au bout d'une semaine elle n'ait complètement disparu, malgré la persistance de la fièvre et des autres symptômes. Dans quelques cas enfin, elle reste très modérée et disparaît rapidement, (en trois jours dans l'obs. III).

On a pu voir que dans une rechute, survenue à la suite d'une sortie prématurée (obs. I), le point de côté était revenu avec toute la violence qu'il avait montrée au début, en même temps que l'état physique reparaissait. Quelle que soit la manière d'interpréter ce point de côté, il est donc invariablement lié à la poussée congestive dont le poumon est le siège au début ; il n'a jamais qu'une existence éphémère et malgré l'importance qu'on lui voit prendre quelquefois, il ne dépasse jamais les limites des premières phases de la maladie si aiguë et si prolongée qu'elle puisse être, quitte à revenir si l'affection en partie terminée vient elle-même à reparaître ainsi que nous en citions un exemple.

Nous ajouterons même que la petite révulsion produite par les ponctions exploratrices semble agir sur cette douleur d'une façon favorable et en abréger la durée ; dans l'observation II, il est très explicitement noté qu'à la suite de ces ponctions il s'est produit un soulagement marqué à ce point de vue, et dans les observations III et IX on peut voir aussi que l'atténuation des phénomènes douloureux a suivi de très près les explorations.

La *dyspnée* ne fait guère non plus défaut, et constitue

également un des signes principaux de la spléno-pneumonie. Quelquefois légère, comme nous l'avons observé dans certains cas atténués (obs. VII), elle est ordinairement assez prononcée ; elle devient même parfois extrêmement intense et peut être poussée jusqu'à l'orthopnée.

Le malade à demi assis dans son lit, la tête un peu rejetée en arrière pour mettre en jeu les muscles inspirateurs accessoires, exécute avec peine les mouvements de la respiration. Ceux-ci sont rapides, précipités, et peuvent dépasser le chiffre de 30 et même 40 par minute (obs. III et IV). Le faciès est anxieux, la voix faible, brève, entrecoupée, et les narines se dilatent activement à chaque effort inspiratoire. Si l'on examine en même temps la poitrine, on constate une immobilité plus ou moins complète du côté affecté qui se trouve dilaté et maintenu dans une position plus ou moins fixe d'inspiration forcée, immobilité qui contraste de la façon la plus frappante avec la précipitation des mouvements d'ampliation et de retrait dont le côté sain est le siège.

Cette gêne respiratoire, produite par l'hypérémie du poumon à laquelle se joint aussi la douleur thoracique, n'atteint que dans quelques cas une pareille intensité, mais elle est toujours assez marquée dans la spléno-pneumonie et nous la retrouvons dans toutes les observations.

Comme le point de côté, la dyspnée est un symptôme des premiers jours et de durée assez courte. On la voit aussi s'atténuer, même dans les cas où elle a été le plus accusée, au bout de deux à trois jours et disparaître en général vers la fin de la première semaine.

Cependant elle peut persister davantage et survivre à la douleur de côté; c'est ainsi que chez notre malade (obs. IV), où elle a été des plus prononcées pendant plus de sept jours, elle n'a diminué que fort lentement par la suite et a mis plusieurs semaines à disparaître.

La *toux* vient encore exagérer la douleur thoracique et la dyspnée, avec lesquelles elle apparaît dès le début d'une façon constante. Elle présente des caractères particuliers qui la rapprochent beaucoup de celle qu'on observe dans la pleurésie. Souvent peu fréquente, elle est toujours pénible, quinteuse, et présente quelquefois des paroxysmes allant jusqu'à la suffocation (obs. I). Il peut n'y avoir que deux ou trois quintes dans les 24 heures comme dans l'obs. VI, mais celles-ci sont violentes et sont provoquées par les changements de position du malade.

Dans quelques cas, la toux reste sèche et à aucun moment de la maladie il n'y a d'expectoration (obs. I, VII et VIII); mais d'ordinaire, elle s'accompagne, au bout de quelques jours, de l'expulsion de crachats blancs, visqueux, se réunissant au fond du vase pour former une masse claire peu aérée, ressemblant à une solution de gomme. Cette expectoration sur les caractères et l'importance de laquelle nous avons longuement insisté déjà, paraît en rapport avec le degré de l'hypérémie pulmonaire. Elle est, en général, peu abondante, mais cependant, dans quelques cas, on la trouve en quantité assez grande et pendant assez longtemps (obs. II et III).

Ordinairement la toux et l'expectoration (lorsque celle-ci existe) cessent au moment, variable suivant l'acuité des cas, où se fait la détente dans les phénomènes généraux, bien que les signes physiques persistent souvent encore avec toute leur intensité.

En même temps que se montrent les troubles fonctionnels, que nous venons d'étudier (point de côté, dyspnée, toux) et que s'allume la fièvre, que nous nous réservons d'envisager tout à l'heure dans son ensemble, et qui peut être assez vive au début (39 à 40° environ, quelquefois plus), la lésion pulmonaire s'établit et se traduit par les signes physiques que nous connaissons et qui demandent par leur importance une étude approfondie et une description complète.

SIGNES PHYSIQUES. — Ceux-ci, fournis par la vue, la percussion, le palper et l'auscultation, atteignent en général promptement toute leur intensité, ainsi que nous l'avons fait remarquer, et lorsqu'on a l'occasion d'examiner les malades, à l'entrée à l'hôpital, on les trouve avec toute l'accentuation et toute la netteté qu'ils doivent avoir et qu'ils conserveront pendant longtemps avant de s'atténuer. Nous avons pu cependant observer une exception à cette règle habituelle dans l'obs. V, où nous avons constaté une augmentation progressive pendant quelques jours de tous les symptômes, fait sur lequel, en raison même de sa rareté, nous avons déjà insisté. Dans l'obs. VII, où cette même particularité est notée, nous avons même vu que ces signes physiques avaient envahi en montant et en tournant la région sous-axillaire et sous-claviculaire de façon à simuler ces cas de pleurésie tournante décrits par Lasègue.

La *vue* révèle souvent une ampliation plus ou moins grande du côté affecté et qui, légère dans les obs. V et IX s'est trouvée très notable dans quelques cas (obs. II, III, et IV). C'est surtout en examinant le thorax par sa face postérieure qu'on peut le plus facilement la reconnaître; on peut également la constater en employant le procédé qui consiste à explorer d'un regard presque horizontal la partie antérieure de la poitrine du malade, couché bien à plat sur le dos, en se plaçant au pied de son lit et se baissant légèrement.

Cette voussure d'ailleurs n'est pas constante, il est des cas où elle manque complètement et d'autres où elle est si peu marquée qu'il est très difficile de l'affirmer par la simple inspection, encore préférable pourtant à tous les procédés de mensuration tombés peu à peu en désuétude. De telle sorte qu'à moins qu'elle ne saute aux yeux comme cela arrive dans les cas très accentués de spléno-pneumonie, elle est souvent peu facile à apprécier et cette estimation dépendant uniquement d'une impression visuelle manque toujours de rigueur. En outre, sans parler des rétrécissements pathologiques de la poitrine, suites de pleurésies antérieures, il ne faut pas perdre de vue, dans cette investigation, qu'il y a des déformations naturelles ou professionnelles chez certains individus et que chez tous, le rebord costal du côté droit, soulevé par la masse hépatique, est ordinairement plus saillant que le gauche.

Plus rigoureuse est l'épreuve du cordeau qui permet de déterminer d'une façon précise la situation du sternum par rapport à la ligne médiane du corps et qu'on devra toujours pratiquer lorsqu'on se trouve en présence d'une ampliation manifeste de l'hémi-thorax. La déviation sternale est, en effet, avons-nous vu, tout à fait exceptionnelle dans la spléno-pneumonie; l'absence de cette déviation, malgré une voussure plus ou moins notable est au contraire tellement en opposition avec ce que l'on observe dans la pleurésie avec épanchement que cette constatation négative sera une très forte présomption de plus en faveur d'une lésion localisée au poumon et pourra servir très utilement pour le diagnostic.

La vue permet également d'apprécier le degré de la dyspnée par le nombre des mouvements respiratoires et de constater la plupart du temps une diminution du soulèvement du côté affecté, quelquefois même son immobilité absolue, qui tranche de la façon la plus frappante avec la mobilité exagérée du côté sain.

A la *percussion*, on trouve dans le tiers, la moitié ou les deux tiers inférieurs de la poitrine une matité complète, en général comparable à celle qu'on obtient en percutant une masse musculaire, *tanquam percussæ carnis*, ainsi que disait Avenbrugger, et qui s'accompagne d'une perte plus ou moins totale d'élasticité sous le doigt. La limite supérieure de cette matité est ordinairement assez peu nette, sauf pourtant dans l'observation VI, et presque toujours nous la voyons se fondre insensiblement avec une zone de submatité qui remonte plus ou moins haut, quelquefois jusqu'à la fosse sus-épineuse. En avant, au contraire, sous la clavicule, il existe presque constamment du tympanisme, ainsi que nous l'avons fait ressortir en indiquant la valeur que M. le professeur Grancher attache à ce signe, surtout lorsqu'il se trouve

uni à l'exagération des vibrations et à l'affaiblissement
du murmure vésiculaire, dans cette même région.
Cette triple association que nous retrouvons dans
presque toutes les observations sous la forme sché-
matique : sonorité +, vibrations +, respiration —, est
pour cet auteur la caractéristique d'un état congestif du
sommet du poumon ; elle semble donc bien montrer que,
dans la spléno-pneumonie, la totalité de l'organe parti-
cipe plus ou moins au processus morbide.

Lorsque la lésion siège à gauche, la percussion permet
aussi de rechercher la zone sonore de Traube dont la
conservation intégrale est un élément fort important de
diagnostic.

La *palpation* vient confirmer les renseignements fournis par la vue sur l'étendue des mouvements thoraciques
et permet surtout de constater la diminution ou la suppression des vibrations de la poitrine pendant la phonation. Ce signe important a été donné par Laënnec qui a
bien constaté que « le frémissement thoracique n'existe
plus lorsque *par l'effet d'une maladie quelconque le poumon cesse d'être perméable à l'air* ou se trouve séparé des
parois thoraciques par un liquide épanché » (1) mais qui
sans s'arrêter aux conséquences d'une semblable décou-
verte, conclut que l'application de la main ne peut donner
que très rarement des renseignements précis dans les
maladies de la plèvre et du poumon. C'est à Piorry, mais
surtout à Monneret (2) que l'on doit d'avoir nettement

(1) Laënnec. De l'auscultation médiate. Paris, 1819, p. 15.
(2) Monneret. Ondulation pectorale dans l'état physiologique et dans
les maladies. Revue médico-chirurgicale. Paris, 1848.

établi l'importance de ce procédé d'exploration et d'en avoir répandu l'usage. C'est particulièrement dans la pleurésie qu'il a été recherché et étudié; rien n'est mieux démontré, en effet, que la diminution ou l'abolition du frémitus vocal dans les épanchements, mais la valeur de ce symptôme, si grande qu'elle soit dans ce cas, est loin d'être absolue, et on sait qu'on peut le rencontrer encore non seulement dans le pneumothorax mais aussi dans l'emphysème et dans d'autres altérations du parenchyme pulmonaire.

Pour ce qui est de la spléno-pneumonie ce signe ne fait pas défaut; nous le retrouvons dans tous les cas que nous avons rapportés, et nous en citerons tout à l'heure (obs. XIV) un autre où la nullité de la vibration contribua à faire croire à l'existence d'une pleurésie, bien que l'autopsie n'ait révélé qu'une splénisation du poumon. Quelquefois seulement très affaibli, à peine perceptible (obs. I, VII et X) le frémitus vocal est le plus souvent complètement aboli, ainsi qu'on le constate dans toutes les autres observations. Dans un cas où l'on a pu suivre l'accentuation progressive de tous les signes physiques (obs. V), la diminution des vibrations qui n'était d'abord que légère n'a pas tardé à augmenter les jours suivants et à faire place à une abolition complète.

La zone d'abolition en rapport ordinairement avec celle de la matité absolue occupe, en général, le tiers ou la moitié inférieure de la poitrine; nous l'avons même vu occuper dans l'obs. VIII les deux tiers inférieurs du poumon. Mais ce qui est surtout important à noter, et c'est là particulièrement que la palpation rend les plus grands services, c'est que la nullité des vibrations ne cesse pas brusquement et que la main peut en montant peu à peu, les sentir renaître insensiblement et augmenter graduellement, sans qu'elles présentent cette zone d'exagération, sur laquelle nous avons déjà tant insisté et qui est le propre de l'épanchement pleural.

Enfin, le palper fait constater presque toujours dans la région sous-claviculaire, cette augmentation des vibrations dont nous avons fait ressortir toute l'importance, et permet, en outre, dans quelques cas, de reconnaître un affaiblissement, quelquefois même la disparition complète du choc de la pointe du cœur ainsi que nous en avons signalé des exemples dans les obs. II et III.

L'*auscultation* permet de se rendre compte du degré d'affaiblissement du murmure vésiculaire et fait percevoir le souffle, l'égophonie, la pectoriloquie aphone et des râles plus ou moins abondants qui, quelquefois ainsi que nous avons vu, peuvent s'entendre jusqu'à la base.

On sait que le poumon est le siège de deux sortes de bruits : le bruit vésiculaire superficiel qui se passe dans les cellules pulmonaires et le souffle bronchique qui se produit dans les bronches. Dans l'état normal le souffle bronchique n'est pas perçu parce que le poumon fait matelas et que le murmure des vésicules le voile ; mais si le poumon est congestionné le bruit des bronches est seul perçu, car les cellules pulmonaires n'étant plus perméables à l'air, il y a abolition du murmure superficiel qui masquait la respiration bronchique plus profonde. En outre, ce dernier bruit se trouve renforcé par des parois plus fermes et est transmis à l'oreille par un tissu plus dense devenu meilleur conducteur du son. La plus ou moins grande distension des alvéoles pulmonaires par les liquides exsudés rend compte des divers changements produits dans la respiration au point de vue de l'intensité et du timbre.

Que ces alvéoles soient seulement moins perméables à l'air, la respiration sera faible, que l'air n'y arrive plus, elle sera nulle; que le poumon ait perdu de sa souplesse, la respiration sera rude et l'expiration prolongée; enfin, que le tissu pulmonaire soit induré, de sèche, de rude la respiration deviendra bronchique.

Ces considérations nous permettent d'expliquer les résultats fournis par l'auscultation dans la spléno-pneumonie.

On y trouve toujours dans la zone de matité absolue, c'est-à-dire dans la moitié ou le tiers inférieurs du poumon, un affaiblissement très considérable du murmure vésiculaire, très souvent même un silence respiratoire complet, comme il est noté dans les observations IV, VI, VIII et IX. C'est dans le premier cas, alors que les parties déclives de l'organe ne sont pas complètement et dans leur totalité imperméables à l'air, qu'on peut entendre dans la région de la base des crépitations fines, p¹ ⸰ moins discrètes, quelquefois fugaces et inconstantes (obs. II, VII, X), mais qui ont toujours une certaine importance pour le diagnostic. Elles se montrent surtout par les grandes inspirations ou après la toux, qui sont souvent indispensables pour les produire. Dans l'observation V, où il a été donné d'observer cette curieuse augmentation progressive de l'état physique dont nous avons parlé, les râles sous-crépitants fins entendus les premiers jours à la base n'ont pas tardé à diminuer, puis à disparaître tout à fait en même temps que les autres signes stéthoscopiques s'accentuaient.

Alors, comme cela a eu lieu d'emblée dans quelques cas (obs. III et IV), il n'était pas possible de percevoir la moindre crépitation ni par les plus fortes inspirations, ni pendant les quintes de toux.

En tous cas, qu'elles aient ou non existé pendant la période d'état de la maladie, ces crépitations sont toujours constantes au moment plus ou moins éloigné où s'accuse la résolution de la lésion pulmonaire; elles en sont même un des premiers indices, comme on peut le voir dans les observations II, VII et VIII; elles deviennent alors de plus en plus grosses à mesure que l'amélioration fait des progrès, puis de moins en moins abondantes et ne tardent pas à se supprimer, toujours bien avant que la respiration n'ait repris toute sa force et que la sonorité ne soit redevenue normale.

Au-dessus de la zone de silence respiratoire plus ou moins complet, ordinairement vers la limite supérieure de cette zone et de la matité absolue, c'est-à-dire vers la partie moyenne du poumon, on entend d'une façon constante un souffle tubaire presque toujours expiratif et qui, quelquefois de timbre assez doux (obs VIII, IX, X), prend le plus souvent un caractère aigu (obs. I), aigre (obs. II, III et IV), comme dans la pleurésie, et parfois même se trouve dur, fort, comme dans les grands épanchements (obs. VII). Dans un cas (obs. V), nous l'avons vu s'accroître avec tous les autres signes : de léger, voilé qu'il était au début, il est en quelques jours devenu très accentué. L'étendue de souffle est fort variable ; souvent limité à une région très restreinte, à l'angle inférieur de l'omoplate, par exemple, comme dans l'observation II, il peut remonter plus ou moins haut, jusqu'à l'épine de l'omoplate (obs. V), ou encore se prolonger jusqu'en bas (obs. III).

En même temps que ce souffle on entend aussi, vers la partie moyenne, quelquefois jusqu'en haut, des râles sous-crépitants plus ou moins nombreux avec une respiration plus ou moins rude, quelquefois très rude (obs. VI).

Lorsque la résolution se fait, le souffle diminue d'intensité ; de soufflante la respiration devient granuleuse, sèche puis simplement exagérée, enfin elle redevient normale, en même temps que les râles deviennent plus humides et disparaissent peu à peu.

En outre, dans la région sous-claviculaire, on trouve presque toujours un affaiblissement de la respiration, en général assez persistant et qui, joint à l'exagération de la sonorité et des vibrations en ce point, trahit un état congestif prolongé du sommet du poumon, qu'on rencontre dans tous les cas, et sur lequel nous avons si particulièrement attiré l'attention.

Au niveau du souffle, et ordinairement dans toute l'étendue qu'il occupe, on perçoit, en outre, ce retentissement aigu et chevrotant de la voix auquel depuis Laënnec, on donne le nom d'égophonie. Cet auteur la regardait comme pathognomonique de la pleurésie ; cependant depuis, certains faits ont montré qu'il avait été trop loin et, tout en reconnaissant la grande valeur de ce signe dans cette affection, on est obligé d'admettre aujourd'hui que cette valeur ne saurait être absolue. Il est, en effet, démontré qu'elle peut être perçue quelquefois dans des lésions dépendant exclusivement du poumon, sans qu'il existe la moindre trace de liquide dans la plèvre, et si l'on avait encore quelques doutes à cet égard, les faits que nous avons rapportés suffiraient, pensons-nous, pour les lever. Landouzy (de Reims) (1) attribuant l'égophonie à la compression seule du tissu pulmonaire et aux modifications de la voix à travers ce tissu, a cité jadis, à l'appui de cette assertion, deux faits où ce signe avait persisté après la thoracentèse.

D'un autre côté, on sait que certaines pneumonies superficielles peuvent être accompagnées d'un souffle aigu qui a la plus grande analogie avec le souffle pleurétique ; car, ainsi que le fait remarquer Gueneau de Mussy (2), c'est surtout l'acuité qui caractérise l'égophonie et la distingue de la bronchophonie.

L'égophonie peut donc exister en dehors de la pleurésie et nous la trouvons d'une façon constante dans la spléno-pneumonie. Apparaissant ordinairement d'emblée avec les autres signes, elle est souvent très nette, tout à fait typique, comme nous en avons montré des exemples (obs. II, III, IV et VIII) ; d'autres fois elle est moins marquée, légère comme dans les cas atténués que nous avons relatés (obs. VI et IX), enfin quelquefois elle n'est pas aussi nette, et c'est plutôt un retentissement broncho-

<hr>

(1) Landouzy. Nouvelles données sur le diagnostic de la pleurésie. Arch. générales de médecine, 1856.

(2) Gueneau de Mussy. Clinique médicale, t. IV, Paris, 1885, p.426.

égophonique qu'une égophonie vraie que l'on entend (obs. I, VII et X). Chez le malade que nous avons observé à l'Hôtel-Dieu, dans le service de notre maitre et ami le Dr Letulle et qui a présenté l'accroissement graduel des symptômes auxquels nous avons déjà fait allusion, la broncho-égophonie des premiers jours a été remplacée par de l'égophonie des plus nettes.

Ce symptôme se perçoit tout le temps que dure le souffle, puis s'atténue avec lui. On observe alors souvent que l'égophonie se modifie d'abord, avant de s'affaiblir, en prenant pendant quelque temps, le caractère broncho-égophonique, comme cela est très explicitement noté dans les observations II, III et IV. En tous cas par la suite le retentissement de la voix perd peu à peu de sa force et de son acuité, il semble s'éloigner ; ce n'est plus, quelques jours après, qu'une sorte de bourdonnement lointain qui finit lui-même par disparaître au bout de peu de temps.

Enfin, dans tous les cas sans exception, en même temps que l'égophonie ou la broncho-égophonie, on a pu constater, quelquefois même de la façon la plus prononcée, le phénomène de la pectoriloquie aphone. Ce signe dû à Baccelli et qui est surtout important pour diagnostiquer la nature des épanchements pleurétiques, consiste dans la transmission à l'oreille de la voix chuchotée.

Les conditions qui le déterminent sont encore bien peu connues, mais il n'est pas spécial à la pleurésie et n'en constitu e pas un caractère distinctif, comme le pensait Oulmont (1), qui croyait pouvoir différencier de cette

(1) Oulmont. De la transmission de la voix au travers des épanchements pleurétiques. Revue médico-chirurgicale. Paris, 1855.

manière les matités thoraciques dues à des épanchements de celles qui sont causées par des tumeurs solides. C'est le souffle qui paraît en être la condition génératrice, ainsi que l'a fait remarquer M. Tripier(1) ; et dès lors, on peut le rencontrer aussi bien dans la pneumonie, dans la tuberculose que dans toute induration pulmonaire entraînant la production d'un souffle, tandis qu'il peut faire défaut en l'absence de souffle, dans la pleurésie séreuse comme dans la pleurésie hémorrhagique et purulente, ainsi que M. Sorel (2) en a rapporté des exemples.

A tous ces signes habituels, classiques pour ainsi dire, que fournit l'auscultation dans la spléno-pneumonie, peuvent quelquefois s'adjoindre des frottements pleuraux, soit tout à fait au début (obs. V), soit vers la fin de la maladie (obs VI.), et qui, tout en témoignant une certaine altération de la plèvre, ont une grande importance au point de vue du diagnostic et le rendent plus facile.

Tout le temps, en effet, qu'on a la chance de les percevoir vers la base, on peut affirmer, en dépit des symptômes les plus marqués d'épanchement, que cet épanchement n'existe pas et que c'est au poumon seul qu'il faut rapporter l'ensemble trompeur des signes stéthoscopiques que l'on a constatés.

Il convient de remarquer, en outre, que tous les signes précédents restent toujours localisés à un des côtés de la poitrine, qu'en un mot la lésion est toujours unilaté-

(1) R. Tripier. Valeur de la pectoriloquie aphone dans le diagnostic de la nature des épanchements pleurétiques. Lyon médical, 1878.

(2) Sorel. Note sur la pleuro-pneumonie. Gazette hebdomadaire, 1882, n° 40.

rale. Le plus souvent du côté opposé on ne constate rien d'anormal; la respiration peut être exagérée, supplémentaire, comme dans l'observation VIII, mais elle garde toute sa pureté, le poumon reste indemne; si, par exception, il est légèrement touché, cette atteinte est toujours insignifiante et se traduit par quelques râles muqueux très discrets, ordinairement vers la base comme dans l'observation VI. Il est curieux de constater, sans qu'on puisse d'ailleurs l'expliquer, que c'est presque toujours le poumon gauche qui est le siège de la lésion; cette localisation est même une condition heureuse pour le diagnostic, car elle permet de retirer d'utiles renseignements de la situation du cœur et de l'étendue de l'espace de Traube. Mais elle n'est pas constante et la spléno-pneumonie peut occuper le poumon droit ainsi que nous avons été le premier, croyons-nous, à le montrer et que nous en rapportons plusieurs exemples (obs. IV, V et IX).

MARCHE. — L'état physique précédent étant constitué dans son entier, et nous avons vu qu'il l'est le plus souvent dès les premiers jours, lorsqu'au moment de l'entrée à l'hôpital, on a l'occasion d'examiner pour la première fois le malade, il nous reste à envisager la marche générale de l'affection et les différentes particularités qu'elle peut présenter dans son évolution.

Les troubles fonctionnels, point de côté, dyspnée, toux auxquels se joint souvent l'expectoration gommeuse, accompagnent, ainsi que la fièvre, les signes physiques pendant un temps variable suivant l'intensité des cas, mais qui, en général, dure de 6 à 10 jours. C'est alors surtout dans cette phase essentiellement trompeuse, que l'observateur croyant avoir affaire à une pleurésie séreuse considérable, simple ou compliquée de congestion, croit devoir faire une thoracentèse ou une ponction explora-trice qui, à son grand étonnement, lui révèle une vacuité complète de la plèvre.

Puis, au bout d'une semaine environ, il est bien rare de ne pas constater une sorte de détente dans les trou-bles fonctionnels et les phénomènes généraux, bien que les signes stéthoscopiques ne présentent pas la moindre modification. Cette amélioration ordinairement progres-sive de l'état général, s'accentue par la suite assez rapi-dement et d'une façon régulière. Cependant dans l'obser-vation I, nous trouvons signalé, dans une rechute légère survenue à la suite d'une sortie prématurée, un retour peu durable mais cependant marqué des troubles fonc-tionnels, en même que l'état physique reparaissait tel qu'il était le premier jour.

La *fièvre* subit d'ordinaire la même atténuation. Sou-vent très vive au début, entre 40 et 41° dans quelques cas, (obs. II, III, VII et VIII), elle ne tarde pas à diminuer au moins légèrement au bout de 8 à 10 jours, quelquefois plus tôt (obs. II, III, IV, VII et VIII). Elle peut même céder très rapidement, comme on en trouve un exemple dans l'observation I, où dès le lendemain on constate une apyrexie complète qui persiste par la suite.

Il n'est pas rare, même en cas de persistance de l'état fébrile pendant quelque temps, de constater dans les 2 ou 3 premiers jours une certaine chute de la température qui de 40°, 40°,5 tombe à 39° pour s'y maintenir pendant une période plus ou moins longue. Il suffit de se reporter aux tracés que nous avons donnés dans les précédentes observations pour s'en convaincre d'une façon frappante.

On voit très nettement dans les observations III, VII, VIII, l'élévation thermique très grande, liée à la poussée congestive du début de l'affection, s'amender dans les jours qui suivent et une différence d'un degré ou d'un degré et demi s'accuser sur les tracés à ce moment. Quelquefois cependant cette particularité du début peut manquer et nous voyons dans les observations IV et V la température ne pas subir cette légère dépression des premiers jours.

Quoi qu'il en soit, par la suite la courbe présente souvent ces ascensions irrégulières, analogues à celles qui ont été signalées dans la bronclo-pneumonie de l'enfance par notre cher maître, M. Cadet de Gassicourt, et qui sont liées à des poussées congestives se faisant vers le poumon. On peut particulièrement les constater dans les observations II, III, mais surtout dans l'observation V ; mais dans plusieurs des autres il est possible d'en retrouver la trace, par exemple dans les observations IV et VII.

A part ces irrégularités qui peuvent manquer, le type général de la fièvre est rémittent ; il y a une rémission matinale ordinairement assez marquée, quelquefois même très accentuée, ce qui donne sur la courbe de grandes oscillations journalières ainsi que le montre l'observation VII.

La durée de la fièvre est très variable et en rapport avec l'acuité du début ; la défervescence qui se fait toujours progressivement, n'arrive quelquefois à être complète qu'au bout de plusieurs semaines. Elle est même quelquefois plus tardive, ainsi qu'on peut le voir dans l'observation V, et qu'on en verra également un exemple dans l'observation suivante que nous devons à l'obligeance de notre collègue et ami le Dr Chantemesse :

OBSERVATION XI (Inédite).

(Résumée.)

(Communiquée par M. Chantemesse, médecin des hôpitaux.)

Spléno-pneumonie gauche.

Le nommé Surl..., Jules, âgé de 27 ans, journalier, entre le 14 mai 1885 à l'hôpital Lariboisière, dans le service de M. le professeur Bouchard, salle St-Landry, lit n° 26.

Jamais malade antérieurement, il dit avoir été pris brusquement quelques jours avant son entrée de douleur de côté, toux, dyspnée, fièvre, à la suite d'un refroidissement.

Etat actuel. — Il présente à l'entrée tous les signes d'une pleurésie : matité, absence de vibrations à la base, souffle léger expiratif, égophonie, pectoriloquie aphone.

Il y a de la dilatation du côté gauche, avec dyspnée très intense, de la toux fréquente, quinteuse, suivie d'une expectoration peu abondante, légèrement visqueuse. Le malade accuse enfin une très violente douleur de côté.

Se fondant sur les caractères spéciaux des vibrations qui renaissent graduellement de bas en haut, à partir de la moitié inférieure, et sur la persistance complète de l'espace de Traube, M. Chantemesse pense de suite à une spléno-pneumonie et des ponctions exploratrices viennent confirmer ce diagnostic.

Par la suite, malgré une amélioration de l'état général qui se manifeste peu à peu vers le 12° jour, l'état local reste pendant trois semaines sans présenter de modification notable et de nouvelles ponctions répétées à différents intervalles viennent toujours montrer l'absence d'épanchement pleural. Puis alors la résolution s'effectue lentement. Le malade sort de l'hôpital le 5 juillet après deux mois de séjour, présentant encore une submatité très prononcée à la base, avec diminution des vibrations; mais son état général était excellent.

Il va passer une quinzaine de jours à Vincennes.

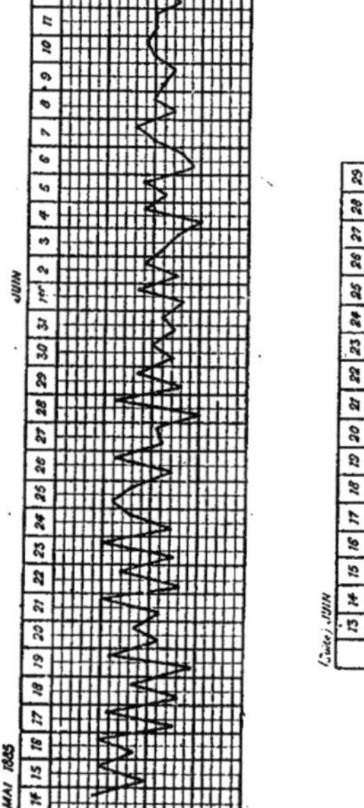

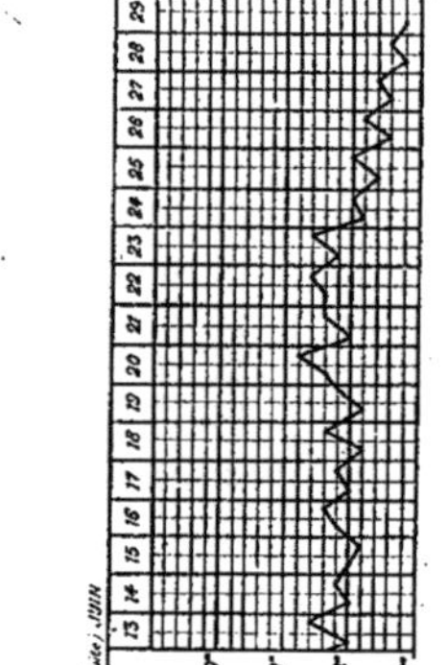

Ce qui est surtout remarquable dans cette observation de spléno-pneumonie bien nette, c'est la prolongation de la température qui est encore aux environs de 39° le 30ᵉ jour de la maladie, et qui ne revient à la normale que le 47ᵉ jour. Cette longue durée de la fièvre, que nous retrouvons aussi dans l'observation V n'est pas très fréquente et mérite d'être notée.

Nous retrouvons également, dans le tracé précédent, une tendance à ces irrégularités ascensionnelles auxquelles nous faisions tout à l'heure allusion.

Quoi qu'il en soit, c'est en général, au moment où la défervescence s'accentue d'une façon notable que l'on voit se manifester les premiers symptômes de la résolution de la lésion. Quelquefois cependant celle-ci se fait encore attendre malgré la chute complète de la température et comme dans les cas plus ou moins apyrétiques que nous avons cités, on pourrait croire à l'existence d'un hydrothorax, tellement les signes physiques d'épanchement sont encore accentués.

Lorsque cette résolution veut se faire, c'est par l'apparition des râles fins sous-crépitants de la base dans la zone de matité absolue qu'elle se manifeste d'abord ; ceux-ci, qui faisaient défaut précédemment ou étaient très fins, très discrets, augmentent peu à peu de force et de dimensions, deviennent de plus en plus gros et humides.

En même temps, le murmure vésiculaire de cette région plus ou moins totalement aboli reparaît légèrement, le souffle diminue d'intensité et l'égophonie même, lorsqu'elle a été le plus pure, fait place à de la broncho-égophonie.

L'ampliation du côté affecté, quand elle existe, devient en même temps de moins en moins évidente, cependant elle peut être assez persistante ; dans l'observation III, nous avons vu, en effet, qu'un mois après l'entrée elle avait encore peu diminué.

Puis au bout d'un temps variable, le souffle et la broncho-égophonie finissent par disparaître ainsi que les râles.

Mais il reste toujours pendant longtemps, souvent plusieurs mois, de la submatité à la base, avec diminution des vibrations et faiblesse respiratoire et souvent aussi un certain degré d'essoufflement dans la marche.

Quelquefois après une amélioration notable il peut y avoir, par le fait d'une imprudence, comme dans l'observation VII une véritable rechute. C'est dans la période de résolution qu'il peut se produire dans la plèvre une légère exsudation de liquide, comme dans l'observation VII mais dont la présence est tout à fait accessoire d'ailleurs et ne modifie en rien la maladie.

Dans quelques cas, on voit les signes physiques persister presque indéfiniment, sans subir d'atténuation ; c'est ce qui permet de décrire à côté des *formes aiguës et sub-aiguës* de la spléno-pneumonie, les plus fréquentes, une *forme chronique* toujours consécutive à l'une des deux précédentes.

Durée. — La durée de la maladie ne peut donc être précisée ; les malades ordinairement quittent l'hôpital au bout de 2, 3, 4 mois, quelquefois plus, remis en apparence et pouvant se livrer à peu près comme par le passé à leurs travaux, mais peut-on dire qu'alors ils sont complètement guéris, puisqu'ils portent encore des traces de leur lésion pulmonaire? Nous avons cité des exemples de ces cas de spléno-pneumonie revus longtemps après leur sortie des services et dont le côté n'avait pas encore repris ses caractères stéthoscopiques normaux.

TERMINAISON. — Constante est la guérison; la résolution qui peut d'ailleurs tarder plus ou moins longtemps et se faire plus ou moins complètement, est néanmoins la règle.

Cependant, dans quelques cas exceptionnels, un état pathologique constitutionnel peut imprimer à la maladie un caractère spécial de gravité et causer dans l'évolution de la lésion des complications, amenant souvent une terminaison fatale.

Dans l'observation suivante publiée par M. Queyrat (1) on verra par le fait d'une glycosurie assez notable, une spléno-pneumonie typique se terminer par une gangrène pulmonaire, promptement mortelle.

OBSERVATION XII

(Recueillie par M. Queyrat, interne des hôpitaux.)

Spléno-pneumonie chez un diabétique. — Gangrène pulmonaire. — Mort.

Le nommé Led... Paul, âgé de 39 ans, journalier, entre le 17 décembre 1883 à l'hôpital Necker, service de M. Blachez, salle St-Ferdinand, n° 26.

(1) L. Queyrat. Revue de médecine. Janvier 1885.

Rien de particulier à noter dans les antécédents héréditaire-
de ce malade.

Quant à ses antécédents personnels, ils sont excellents, à
cela près qu'il y a 6 ans il eut une affection thoracique mal
déterminée, caractérisée par un point de côté à droite, de la
fièvre et une expectoration abondante. Il garda le lit pendant
quinze jours, fut traité par les vésicatoires et se remit parfaitement.

Pas de syphilis ni d'alcoolisme.

Il y a huit jours, il est pris à la suite d'un refroidissement
d'un violent point de côté à gauche, avec quelques frissons et
de la toux. Il s'alite et s'applique à gauche un large vésicatoire; mais, son état s'aggravant, il entre à l'hôpital le 17 décembre.

Etat actuel. — Homme bien constitué, appelant immédiatement l'attention sur une douleur de côté à gauche, très intense
et une grande difficulté pour respirer (48 respirations par
minute). La voix est haletante, le faciès anxieux, les narines
se dilatent activement; le malade est obligé de rester assis dans
son lit.

Toux fréquente, brève, pénible, s'accompagnant d'une abondante expectoration gommeuse.

Le pouls est à 116; la température axillaire à 39°,8. Langue
saburrale, soif vive, rien d'anormal du côté des viscères abdominaux. L'examen des urines dénote une *notable proportion
de sucre* et un peu d'albumine. Interrogé au point de vue du
diabète, le malade raconte que, depuis plusieurs mois, il est
très altéré et urine beaucoup plus que de coutume.

Quant aux signes fournis par l'examen du thorax, il sont
absolument identiques à ceux de l'observation II, à cela près
que l'espace de Traube existe ici dans toute son intégrité.

Le choc de la pointe du cœur n'est plus appréciable et à
l'auscultation le maximum des bruits se perçoit au niveau de
la 5° articulation chondro-sternale gauche.

Etant donnée la persistance complète de l'espace de Traube,

étant donné d'autre part que les vibrations thoraciques reparaissent graduellement vers la partie supérieure et que le malade a une abondante expectoration gommeuse, l'interne du service porte à la visite du soir le diagnostic de *spléno-pneumonie gauche.*

Le lendemain à la visite, M. Blachez qui penche pour le diagnostic de pleurésie avec épanchement, fait dans le 7e espace intercostal gauche et en arrière *une ponction avec l'appareil Potain; il ne sort que du sang.*

A la suite, M. Grancher, voulant s'assurer qu'il n'existe pas une mince lame liquide interposée entre le poumon et la paroi costale, fait successivement *deux ponctions exploratrices avec la seringue de Pravaz dans les 7e et 8e espaces intercostaux: il ne retire que du sang mélangé de bulles d'air.*

Traitement. — Potion de Todd; large vésicatoire à gauche et en arrière.

Légère amélioration les jours suivants; au lieu de 48, le nombre des respirations n'est plus que de 36, puis de 30; le point de côté a diminué, l'oppression est moindre, néanmoins la température reste aux environs de 39°,5.

Polyurie; la quantité d'urine rendue dans les vingt-quatre heures oscille entre 1,800 et 2,000 gr. Quant à la glycosurie elle va diminuant peu à peu pour disparaître complètement le 21 décembre.

Les choses en étaient là lorsque le 23 décembre (7 jours après son entrée, le malade se trouve pris d'une dyspnée extrême (60 respirations par minute); la température est à 40°,2, le pouls à 140. Rien dans l'état général, rien dans l'état local qui explique cette brusque perturbation.

Deux jours après, le 25 décembre, les crachats prennent une odeur légèrement gangréneuse, appréciable seulement à une faible distance et n'incommodant nullement les voisins du malade.

Cette odeur persiste les jours suivants sans augmenter d'intensité; seulement l'expectoration perd son aspect gommeux et devient grisâtre, diffluente.

Les signes stéthoscopiques restent les mêmes, à cela près qu'au niveau du tiers inférieur du côté gauche on perçoit de gros râles muqueux à timbre métallique et un peu d'amphorisme de la voix et de la toux.

L'état général s'aggrave rapidement, le malade maigrit beaucoup, il a des sueurs profuses, son appétit est complètement perdu.

Lorsque nous quittons le service, le 31 décembre, tout semble indiquer une fin prochaine ; en effet le malade meurt le 4 janvier.

Notre collègue Marey, qui nous a succédé dans le service et qui a pratiqué l'autopsie, a bien voulu nous en communiquer le résultat.

Le cœur et les viscères abdominaux étaient sains. Quant aux poumons, il existait à droite quelques adhérences et une hépatisation grise des deux lobes inférieurs. A gauche, au niveau du lobe inférieur, cavité gangréneuse du volume d'un petit œuf, contenant un détritus analogue aux crachats et communiquant avec la plèvre diaphragmatique par un orifice admettant le petit doigt.

Nulle part de tubercules ; pas de pleurésie.

On ne peut voir un cas plus net de spléno-pneumonie, confirmé, du reste, par la ponction exploratrice, et dans lequel une maladie générale, le diabète, semble bien avoir été la cause de l'évolution particulière de la lésion et de la terminaison fatale.

Si nous avons rapporté ce fait, c'est que les cas de mort dans la spléno-pneumonie sont tout à fait exceptionnels et qu'on peut dire qu'en dehors des complications imputables à l'état général du sujet, la guérison en est la règle absolue. Mais, quand nous parlons de la guérison, nous entendons celle qui suit la phase plus ou moins aiguë que vient de traverser le malade, celui-ci pouvant reprendre au bout d'un temps variable ses habitudes et ses occupations; nous ne voulons pas dire que l'atteinte de l'affection soit à tout jamais inoffensive ; au contraire, de même que la pleurésie, qui cependant a guéri, est souvent un indice du plus mauvais augure pour la santé ultérieure, de même la spléno-pneumonie semble d'un *pronostic* très sérieux pour l'avenir et certains faits paraissent indiquer qu'elle est dans bien des cas liée à la diathèse tuberculeuse. Malheureusement les données ne sont pas encore assez nombreuses, les malades n'ont pu être assez longtemps suivis pour qu'on puisse établir, d'une façon évidente, ce point important de son histoire. Néanmoins, nous croyons avec MM. Landouzy et Queyrat que bien souvent, on pourrait incriminer la tuberculose. Cette présomption est tirée des antécédents de certains malades, de l'habitus extérieur de quelques autres, de la longue durée de la maladie, de la persistance des symptômes locaux après la guérison apparente. N'avons-nous pas vu que le malade qui fait l'objet de l'observation VII est maigre, chétif et que sa mère est morte tuberculeuse; de même celui de l'observation VIII est blond, grand, très maigre, a les cils très développés et sa mère est morte jeune de la poitrine. Celui de l'observation IV était sujet à des points de côté et à un essoufflement dans les grands efforts qui lui avaient fait abandonner son métier de forgeron.

Dans l'observation II on a noté dans les antécédents une pleurésie, l'année précédente, du côté opposé à la spléno-pneumonie actuelle; dans l'observation XII il y a

eu, six ans avant l'affection actuelle, une affection pulmonaire mal déterminée, caractérisée par de la fièvre, un
point de côté, de la toux et une expectoration abondante.

Pour ce qui est du processus spléno-pneumonique lui-
même, n'avons-nous pas vu dans l'observation I de
M. Grancher, la persistance inquiétante d'une congestion
diffuse sous la clavicule, qui ne laisse pas de le préoccuper
pour l'avenir et que nous retrouvons dans beaucoup d'autres faits. Ne trouvons-nous pas enfin dans l'observation V
une phase grave traversée à un certain moment par le
malade qui, maigrissant beaucoup, ayant des transpirations abondantes, une expectoration abondante et purulente, semble commencer une tuberculose pulmonaire
aiguë. Nous ajouterons qu'ayant eu, ces jours derniers,
l'occasion de revoir le malade que nous avions suivi l'an
dernier à Lariboisière, nous l'avons trouvé, depuis un
mois que nous ne l'avions vu, très changé, très amaigri;
il tousse beaucoup, a des transpirations nocturnes et au
sommet gauche nous avons constaté une respiration
rude, avec expiration prolongée et saccadée et quelques
craquements secs; il n'y a pas de doute, cet homme qui
s'était remis à peu près complètement de sa spléno-pneumonie droite, est atteint actuellement de tuberculose
pulmonaire non douteuse.

Voilà donc quelques exemples bien faits pour assom-
brir le pronostic de la maladie, pour une époque plus ou
moins éloignée; mais, nous le répétons, ce n'est guère
avec des malades d'hôpital qu'on peut avoir des données
bien nettes à ce sujet; il faudrait pouvoir les suivre, voir
comment ils évoluent et ce qu'ils deviennent ultérieure-

ment, or on sait, comme, avec ceux-ci, ces conditions sont difficiles à réaliser.

FRÉQUENCE. AGE. — Il n'est pas facile de déterminer le degré de fréquence de la spléno-pneumonie, mais nous croyons qu'elle n'est pas très rare et que si les moyens de la reconnaître étaient plus répandus, on en constaterait bien plus souvent des exemples. Pour notre part, et n'ayant pas à beaucoup près la prétention d'avoir recueilli tous les cas qui ont été observés et diagnostiqués depuis 1883, c'est-à-dire depuis la communication de M. Grancher, nous avons pu en rapporter douze faits non douteux, tous confirmés par la ponction exploratrice, ce qui fait, pour trois années, un chiffre déjà assez respectable pour le champ forcément restreint où nous faisions des recherches.

Une particularité bien curieuse, au point de vue de la fréquence suivant le *sexe*, c'est la prédominance qui paraît être presque exclusive du sexe masculin.

Nous n'avons pu rapporter, et il n'a été encore publié aucun cas de spléno-pneumonie chez la femme.

Au point de vue de *l'âge*, c'est surtout à l'âge adulte, de 20 à 40 ans, qu'on l'observe. Dans nos observations elle s'est montrée cinq fois de 20 à 30 (obs. I, III, IV, IX et XI), trois fois de 30 à 40 (obs. II, VI et XII), enfin une fois à 41 ans. Quelquefois elle se rencontre dans l'adolescence ; nous l'avons vue une fois à 15 ans (obs. VIII) et deux fois à 19 ans (obs. V et VII).

Mais elle s'observe aussi souvent dans l'enfance ; seulement à cette période de l'existence le diagnostic en est bien plus compliqué. La minceur des parois, l'étroitesse de la cage thoracique où sont groupés dans un petit espace tous les bruits physiologiques et morbides, jointes à la force de la respiration, rendent toujours. chez l'enfant l'examen fort délicat, sans compter que les vibrations thoraciques ne peuvent guère être recherchées et que l'expectoration manque chez les tout jeunes sujets. Ajoutons qu'elle n'acquiert presque jamais cette netteté des signes physiques que nous avons rencontrée chez l'adulte.

Cependant nous devons à l'obligeance de notre cher maître, M. Cadet de Gassicourt, l'observation d'un enfant de 5 ans ayant présenté une broncho-pneumonie simulant une pleurésie que la ponction n'a pas confirmée et qui nous paraît être un cas des plus typiques de spléno-pneumonie. Voici le résumé de ce fait intéressant :

OBSERVATION XIII (Inédite)

(Résumée)

Broncho-pneumonie, probablement tuberculeuse, ayant simulé une pleurésie.

Le nommé Bern..., Gaston, âgé de 5 ans, entre le 12 décembre 1885 à l'hôpital Trousseau, dans le service de M. Cadet de Gassicourt, salle Legendre, n° 5.

Sa mère se meurt de la poitrine.

Quant à lui, il a toujours été chétif et n'est pas bien portant surtout depuis son retour de nourrice, il y a quatre mois.

Il est malade depuis huit jours avec de la fièvre et de la toux. Depuis deux jours, dyspnée intense qui engage les parents à l'amener à l'hôpital.

Etat actuel. — Dyspnée très grande ; matité très prononcée du côté gauche en arrière, sans souffle ni râles, avec très grande obscurité de la respiration et diminution très grande des vibrations vocales. La pointe du cœur est déviée et bat près du sternum. Sous la clavicule gauche skodisme. T. 39°,7. On pense à une pleurésie avec épanchement.

13 décembre. Le côté gauche du thorax est immobilisé. Egophonie et respiration rude, soufflante à la partie moyenne ; la matité a un peu remonté ; absence complète des vibrations thoraciques et silence respiratoire à la base. T. 39°,5. P. 144, R. 50. Dyspnée intense ; le liquide semble donc avoir augmenté depuis la veille et la ponction paraît urgente. Une première ponction est pratiquée au moyen de l'aspirateur Potain, dans le 7° espace intercostal, dans la ligne axillaire ; pas de liquide ; on retire l'aiguille et on fait une seconde ponction, sans plus de résultat, dans le 6° espace, au-dessous de l'angle inférieur de l'omoplate. T. 39°,8.

Les jours suivants mêmes signes ; la matité a encore remonté, ainsi que le souffle qui s'entend presque jusqu'en haut, mais reste toujours plus intense à la partie moyenne. Vibrations thoraciques toujours complètement abolies ; retentissement aigre de la toux et broncho-égophonie, mêlée de quelques râles fins dans l'inspiration. Les râles se prolongent dans la ligne axillaire avec la matité et un souffle doux.

En avant, submatité, quelques râles, respiration un peu obscure sans souffle.

Le cœur est toujours un peu dévié, et bat à 2 cent. 1/2 en dedans du mamelon.

Toux fréquente, dyspnée toujours intense, fièvre assez vive oscillant entre 38°,5, le matin et 39°, le soir.

Donc : grande étendue des signes ; tout le poumon gauche semble pris, il n'y a rien à droite.

Diagnostic. — Broncho-pneumonie de la partie moyenne avec congestion très étendue autour.

Par la suite les signes physiques s'accroissent encore ainsi que la dyspnée et la fièvre qui atteint 40°, 40°,5, le soir.

Il y a une grande agitation.

Traitement. — Vésicatoire. Potion avec eau-de-vie 30 gr. et kermès 0,05. Injections d'éther.

En outre, on trouve de la submatité à la base droite et quelques râles fins.

Le 22. Même signes, mais légère détente dans les phénomènes généraux, la dyspnée est moindre, la fièvre moins vive oscillant entre 38° et 39°, l'agitation moins grande. Les râles du poumon gauche deviennent plus gros, plus humides ; le souffle est moins fort et moins étendu. Le cœur bat à sa place normale.

Le 28. La matité diminue ainsi que le souffle, mais toujours râles humides abondants à gauche, quelques-uns à droite ; la température est toujours assez élevée.

Traitement. — Pointes de feu.

Cet état se prolonge jusqu'au milieu de janvier : toujours des râles nombreux à gauche et quelques-uns à droite, fièvre, abattement.

Le 20 janvier. L'état général semble s'améliorer, l'enfant mange et est moins abattu, mais l'état local est toujours en très mauvais état et il y a toujours de la fièvre.

Les forces déclinent de plus en plus, par suite, l'enfant s'amaigrit ; huile de foie de morue.

Enfin le 2 février il est emmené dans un état déplorable par ses parents.

Dans ce cas de broncho-pneumonie localisée presque uniquement à un des côtés du thorax, ce qui est comme on sait fort rare, on conçoit quelle a dù être la difficulté du diagnostic ; en effet, si on a pu avoir la chance d'utiliser la palpation chez cet enfant, on ne pouvait songer à étudier chez lui le caractère des vibrations au-dessus de la zône où elles faisaient défaut.

Tous les signes de la pleurésie étant au complet, y compris la déviation du cœur, on ne pouvait guère sans la ponction rapporter à une altération du poumon seul un pareil ensemble symptomatique.

Enfin, ce fait est encore bien instructif au point de vue des rapports qui semblent exister entre la tuberculose et la spléno-pneumonie et dont nous parlions il y a un instant. Tuberculeux par ses antécédents héréditaires, cet enfant semble bien atteint d'une inflammation pulmonaire tuberculeuse à évolution rapidement fatale.

De cette observation, on en peut rapprocher quelques autres tirées de la thèse du Dr Verliac (1), alors interne de M. Barthez et qui montrant la difficulté extrême du diagnostic de la pleurésie chez l'enfant, semblent bien se rapporter à notre sujet.

OBSERVATION XIV

Empruntée à la thèse du Dr Verliac, qui la présente sous le titre suivant :

Carnification du poumon prise pour une pleurésie. — Matité. — Absence de vibration thoracique. — Souffle sans râles. — Tympanisme en avant.

A..., Eugène, 4 ans, extrêmement pâle, anémié, était en traitement à Ste-Eugénie pour une affection chronique, lorsqu'il fut pris, le 24 octobre 1859, d'accidents thoraciques. La percussion donne un son mat dans toute la partie postérieure du côté gauche, excepté au sommet et, dans la même étendue, souffle bronchique sans râles. Ce souffle devient très intense le lendemain et, quatre jours après, il offre un timbre caverneux dans toute la hauteur, même quand l'enfant respire faiblement.

(1) Verliac. Remarques sur le diagnostic dés épanchements pleurétiques et les indications de la thoracentèse chez les enfants. Th. Paris, 1865, p. 91.

La matité persiste; la respiration se fait entendre en avant et la sonorité y paraît un peu tympanique. Pas de vibration thoracique.

Diagnostic. — Pleurésie.

Pendant trois semaines peu de variations dans ces symptômes; alors pour la première fois quelques râles fins se mêlent à la respiration broncho-caverneuse à gauche et le poumon droit commence à s'embarrasser. Encore huit jours et l'enfant succombe.

Autopsie. Pas de trace de pleurésie. Carnification de toute la hauteur du lobe inférieur gauche, se laissant insuffler.

Il existe aussi de la carnification du poumon droit.

Voilà donc un cas de splénisation pulmonaire unilatérale, du moins presque jusqu'à la fin de la maladie, et qui, semblant liée encore à la tuberculose (bien que l'examen micoscopique n'ait pas été fait après la mort), en a imposé pour une pleurésie que l'autopsie n'a pas justifiée.

A côté de ce fait, nous citerons aussi l'observation XXVIII du même travail, qui a trait à un enfant de 7 ans et que M. Verliac présente sous ce titre : *Matité absolue. Souffle bronchique. Dilatation du côté. Son tympanique sous-claviculaire. Thoracentèse. Pas d'épanchement.* On y trouve également notée l'absence des râles et un fièvre rémittente assez forte. La ponction est faite dans le 7e espace intercostal; il ne sort que quelques gouttes de sang. Un stylet introduit est arrêté par un tissu résistant jouissant cependant d'une certaine élasticité. Enfin on y constate la longue durée de l'affection et les craintes de tuberculose.

Enfin dans l'observation XXXII de la même thèse et qui est intitulée : *Broncho-pneumonie prise pour une pleurésie. Matité dans tout le côté gauche avec absence de bruit respiratoire et déplacement du cœur,* le diagnostic d'épanchement pleural avait été aussi porté chez un enfant de 3 ans, bien qu'on n'ait eu affaire qu'à une broncho-pneumonie encore unilatérale, probablement tuberculeuse, accompagnée de déplacement du cœur, broncho-pneumonie que l'autopsie a confirmée par la suite.

Bien que ces nécropsies déjà anciennes ne nous donnent que des renseignements bien peu précis au point de vue de la nature même des inflammations pulmonaires observées dans ces cas, ce que nous voulons surtout retenir des faits précédents, c'est que, dans l'enfance aussi bien que dans l'âge adulte, des broncho-pneumonies peuvent simuler à tel point la pleurésie avec épanchement que l'erreur paraît presque inévitable.

Nous pensons que bien des cas où le diagnostic de pleurésie est posé chez des enfants, et n'est pas confirmé par la thoracentèse ou la ponction, se rapportent, comme cela semble si net dans l'observation XIII, à des spléno-pneumonies.

Cette affection, en effet, est loin d'être rare dans les premières périodes de la vie ; le travail de M. Joffroy (1) le montre bien ; elle y paraît même, d'une façon plus évidente que chez les individus plus âgés en rapport, ainsi que nous venons de le voir, avec la tuberculose. Mais comme elle y est ordinairement moins nettement accusée que chez ces derniers, on conçoit toutes les difficultés qu'elle peut présenter au point de vue de son diagnostic et avec quelle facilité elle peut être méconnue.

(1) Joffroy, loc. cit.

DIAGNOSTIC

Après avoir montré la spléno-pneumonie dans son ensemble, après en avoir étudié d'une façon détaillée les moindres symptômes, il nous reste à indiquer les moyens qui servent à la reconnaître et à la distinguer des affections qui, s'en rapprochant le plus, peuvent prêter à confusion.

En raison de l'extrême ressemblance qu'elle affecte avec la pleurésie simple ou accompagnée de congestion pulmonaire, nous insisterons tout particulièrement sur ce point important de son diagnostic.

Comme la PLEURÉSIE SIMPLE, avec épanchement, elle présente le plus souvent une augmentation de volume considérable de tout un côté avec immobilité plus ou moins marquée des côtes, une matité plus ou moins absolue dans les tiers inférieurs, une disparition complète ou presque complète des vibrations à la base, enfin du souffle, de l'égophonie ou de la broncho-égophonie et de la pectoriloquie aphone. Ajoutons qu'il peut y avoir, lorsqu'elle siège à gauche, un certain refoulement du cœur vers le sternum ; qu'enfin toujours elle a été précédée de frissons, qu'elle s'accompagne de fièvre, souvent vive, qu'il y a de la toux quinteuse, de la douleur de côté et de la dyspnée.

Est-il possible de trouver dans quelques-uns de ces symptômes des caractères différentiels de quelque importance, pouvant aider à distinguer les deux maladies? D'une façon générale, nous ne le croyons pas, car d'une part la similitude peut être parfaite à ces divers points de vue et, d'autre part, il ne faut pas oublier que, dans quelques cas, la pleurésie séreuse peut présenter certaines anomalies symptomatiques, bien faites pour tromper le clinicien, telles que la persistance plus ou moins marquée d'une certaine vibration thoracique, l'absence du souffle et de l'égophonie ou encore une matité incomplète de la base.

Cependant, ces restrictions étant admises, il faut reconnaître que dans la spléno-pneumonie quelques-uns des signes précédents peuvent présenter certaines particularités d'appréciation souvent un peu délicate, mais dont on devra toutefois tenir un certain compte. C'est ainsi que le souffle y est, en général, d'une tonalité moins aiguë, et que l'égophonie y est moins pure, moins franche que dans les épanchements pleuraux; mais à cet égard il n'y a rien d'absolu, comme le montrent plusieurs des faits que nous avons relatés.

Les données fournies par la percussion sont de même assez vagues, malgré la différence qu'on a voulu établir entre la matité donnée par le poumon induré et celle résultant de l'épanchement pleural. On a admis, en effet, que cette dernière seule est absolue, de pierre, tandis que dans le premier cas on trouve un son mat à tonalité haute, avec encore un certain reste d'élasticité sous le doigt percuté. Or cette distinction vraie, quand elle s'applique à des épanchements très abondants, refoulant le poumon dans son entier et en chassant tout l'air qu'il contenait, cesse d'être juste pour les épanchements peu abondants d'une part et pour les affections pulmonaires massives d'autre part.

Ce sont ces dernières, ainsi que le fait remarquer M. le professeur Grancher (1) qui donnent la matité absolue, tandis que les pleurésies avec peu de liquide donnent un son mat. En effet, comme l'indique cet auteur, un bloc pneumonique qui laisse perméables les grosses bronches, communique à ce réservoir d'air l'ébranlement de la percussion et il se produit des vibrations sonores, étouffées mais perceptibles. C'est le cas d'une pneumonie périphérique ou d'un épanchement peu abondant ; au contraire une pneumonie en masse ou une forte pleurésie, supprimant l'air des bronches, donnent une matité complète.

On conçoit, d'après cela, que la spléno-pneumonie, affection qui paraît être généralisée à tout un poumon avec prédominance marquée dans ses parties déclives, peut, lorsqu'elle est très accentuée, s'accompagner d'une suppression plus ou moins totale de l'air, dans toute la partie inférieure de l'organe (la moitié ou le tiers suivant son intensité) et se traduire sous le doigt par une matité complète, qui, dans certains cas très marqués, ne se distingue en rien de celle que donne une pleurésie séreuse abondante en s'associant même, comme dans celle-ci, à une perte absolue d'élasticité ; nous en avons cité plusieurs

(1) Grancher. Recherches sur l'auscultation. De la pneumonie massive. Paris, 1878, p. 6.

exemples. Remarquons pourtant, après avoir admis cette possibilité, que la matité n'a pas toujours ces caractères extrêmes et que quelquefois, par le degré moindre qu'elle possède et qui peut varier depuis la forte submatité jusqu'au son mat à tonalité élevée, par surtout la moins grande netteté de ses limites supérieures, elle est capable d'apporter quelques présomptions de plus en faveur d'une spléno-pneumonie, en écartant, d'une façon très probable, l'idée d'un épanchement dans la plèvre.

Les signes précédents, souffle, égophonie, matité, qui peuvent servir dans quelques cas, ne sont donc en réalité que des signes fort incertains.

Il en est d'autres plus importants, plus faciles à apprécier, qui permettent de poser les bases du diagnostic dans presque tous les cas, qui constituent les signes de grande probabilité et qu'on doit toujours rechercher avec le plus grand soin.

D'abord il y a l'expectoration gommeuse qui se rencontre souvent et qui, ne s'observant pas dans la pleurésie simple et traduisant une congestion pulmonaire, fait de suite penser à une affection du poumon et permet de soupçonner que l'ensemble des symptômes ne dépend que d'une altération localisée à cet organe, ce que viendra, dans bien des cas, confirmer le reste de l'examen.

L'état congestif du sommet révélé par l'examen de la région sous-claviculaire trahit aussi une affection du poumon.

Un bon signe différentiel est donné par les crépitations fines, discrètes, entendues au niveau de la base, dans l'inspiration seulement et qui indiquent d'une façon non douteuse l'inflammation du parenchyme pulmonaire.

Quelquefois nulles dans la respiration ordinaire, il faut, pour les provoquer, demander au malade d'exécuter de grands mouvements inspiratoires ou le faire tousser; et alors on les entend souvent se produire par bouffées plus ou moins éclatantes, plus ou moins nombreuses.

Quelquefois, malgré ces moyens, on ne peut, il est vrai, les constater ainsi que nous l'avons vu (obs. IV et VII), mais comme elles ont une certaine valeur, on ne devra jamais manquer de chercher à les faire naître.

A côté de ce signe tiré du foyer même de la lésion, il y a ceux de voisinage, qui ont bien plus d'importance encore. La réapparition graduelle, et l'augmentation progressive de bas en haut, des vibrations thoraciques est un phénomène capital, car on sait que dans l'épanchement pleural il y a toujours un brusque retour de ces vibrations au-dessus du niveau du liquide et en ce point une zone d'exagération marquée due à la condensation du tissu pulmonaire.

La persistance intégrale de l'espace de Traube, lorsque la lésion siège du côté gauche, sera également un renseignement précieux, car sauf de très rares exceptions concernant d'énormes pneumonies lobaires où des adhérences du poumon, du péricarde et du diaphragme aux côtes, ainsi que M. le professeur Jaccoud (1) en a signalé des exemples, il n'y a que l'épanchement de liquide dans la plèvre qui puisse refouler l'espace semi-lunaire et le rendre mat. L'étendue de cette zone sonore devra donc

(1) Jaccoud. Sur la pleurésie aiguë multiloculaire et sur les adhérences du diaphragme. Bulletin de l'Acad. méd., 1879, p. 400.

toujours être recherchée et si on lui trouve ses dimensions normales (quatre travers de doigt environ), on pourra presque sûrement affirmer que c'est à une spléno-pneumonie que se rapportent les signes physiques d'apparence pleurétique, car à moins de cloisonnement de la cavité pleurale, un épanchement tant soit peu abondant ne manque pas de la diminuer plus ou moins, sinon de la faire complètement disparaître.

On doit aussi se rendre compte de la situation du sternum par rapport à la ligne médiane du corps, car ainsi que nous l'avons établi, s'il n'y a pas de déviation de cette pièce osseuse du côté voussuré, on en pourra conclure que la voussure dépend d'une altération du poumon et non de la présence de liquide dans la plèvre.

Tous ces signes : expectoration gommeuse, schème sous-claviculaire, crépitations fines de la base, réapparition graduelle des vibrations, persistance de l'espace de Traube, et absence de déviation sternale, bien qu'aucun d'eux ne soit absolu, constituent par leur réunion un ensemble de grande probabilité en faveur de la spléno-pneumonie. On peut en ajouter deux autres, malheureusement rares et passagers, mais qui sont presque certains ; nous voulons parler des frottements pleuraux, quelquefois perçus pendant quelques jours dans la région de la base (obs. V et VI) et qui détruisent pendant toute la durée de leur existence l'hypothèse d'un épanchement pleurétique et aussi le décubitus du malade sur le côté sain (obs. IV), décubitus qui est en contradiction si formelle avec ce que l'on observe d'une manière constante dans la pleurésie séreuse qu'on peut le regarder, croyons-nous, quand on a la chance de le rencontrer, comme un symptôme de la plus haute importance.

La constatation de plusieurs des signes précédents, et à plus forte raison la réunion au grand complet de tous ces signes permettra donc d'arriver ordinairement pour la spléno-pneumonie à un degré de certitude presque complète ; mais cependant, malgré l'extrême valeur de certains d'entre eux, cette certitude ne saurait jamais être absolue si l'on n'emploie en dernier ressort le seul moyen d'acquérir la preuve irréfutable de l'affection pulmonaire, nous voulons parler des ponctions capillaires. Celles-ci, toujours inoffensives, lorsqu'elles sont faites avec les précautions antiseptiques voulues, et très employées en Allemagne, entrent de plus en plus dans les habitudes médicales françaises comme moyen de diagnostic et il n'est guère de thoracentèse et surtout d'empyème qui se fasse actuellement, sans qu'on n'ait vérifié le diagnostic au moyen de la seringue de Pravaz. On n'a plus dans aucun cas, grâce à elles, d'hésitation ni d'incertitude ; la preuve de l'existence et de la nature du liquide se trouve sous les yeux du clinicien.

Pour se mettre à l'abri des accidents, il suffit de désinfecter la seringue en la lavant à l'eau bouillante et en changeant les rondelles du piston. Ce mode de désinfection qui a l'inconvénient de dissoudre l'agglutinatif unissant le cylindre de verre aux armatures métalliques et qui altère les cuirs du piston, ainsi que les rondelles placées au fond de l'armature, nécessite l'emploi d'une seringue dont toutes les pièces peuvent se séparer, puis se rajuster ensuite, et de nombreuses rondelles de rechange pour le piston et les armatures. Il est donc assez compliqué, mais c'est le meilleur ; toutefois on peut le simplifier, tout en restant dans des limites antiseptiques suffisantes, et se servir de la seringue ordinaire. Il faut alors laver l'aiguille à l'eau bouillante et nettoyer le corps de pompe et le piston avec une solution phéniquée au 1/20 ou une solution de sublimé au 1/1000 ; on flambe ensuite légèrement l'aiguille avant d'opérer.

Or, d'après les recherches de M. le professeur Grancher sur le cadavre, dans le but de mesurer l'épaisseur de la peau du tissu cellulaire, des muscles et de la plèvre costale dans le 6e et le 7e espace intercostal, à l'angle postérieur, l'épaisseur moyenne de cette paroi est de 8 à 10 millimètres. Ces expériences que nous avons nous-même répétées sur plusieurs sujets nous ont donné sensiblement les mêmes résultats ; nous croyons même, d'après ce que nous avons observé, que les chiffres précédents sont un peu forts et qu'en général il suffit d'enfoncer une aiguille de 6 à 7 millimètres seulement pour perforer cette paroi dans sa totalité.

Voici comment, dans la spléno-pneumonie, on doit procéder : Il faut avoir soin d'enfoncer l'aiguille lentement, progressivement tout en faisant l'aspiration. Tant qu'on n'est pas arrivé sur le poumon, on voit la force du vide préétabli ramener le piston à son point de départ dès qu'on en lâche la tige. Dès que l'aiguille est arrivée au parenchyme pulmonaire, c'est-à-dire qu'elle a pénétré de 7 à 8 millimètres environ, la seringue se remplit de bulles d'air et de sang, ce qui prouve bien que c'est dans ce parenchyme qu'on a plongé et qu'il n'existe pas de lamelle liquide interposée malgré les signes d'épanchement pleural.

C'est là, en effet, un argument sans réplique ; mais pour cela il ne suffit pas de ne pas retirer de liquide avec la seringue, pour affirmer l'absence de pleurésie, il faut qu'il pénètre dans le corps de pompe de l'instrument quelques gouttes de sérosité sanguinolente et spumeuse ; alors seulement on peut être sûr d'avoir pris le contact du poumon et que celui-ci est appliqué directement contre la paroi thoracique.

Quand un certain degré de CONGESTION PULMONAIRE plus ou moins étendue et plus ou moins accentuée vient accompagner la pleurésie, comme cela arrive si souvent, le diagnostic est encore plus difficile que dans le cas de pleurésie simple. C'est surtout M. le professeur Potain (1) qui a bien fait connaître cet état pathologique composé qui se rencontre assez fréquemment et dont les deux éléments peuvent s'associer entre eux en proportion très variable ; c'est lui qui a donné l'explication des phénomènes observés dans ces cas et qui en a tracé la ligne de diagnostic. Le résumé de cette étude se trouve exposé dans la thèse d'un de ses élèves, M. le Dr Serrand (2). Lorsque, dit-il, dans une pleurésie à épanchement moyen, le poumon est sain, comme il est essentiellement rétractile et d'une pesanteur spécifique moindre que le liquide, il surnage et se rétracte en cédant la place à celui-ci qui

(1) Potain. Congrès du Havre, 1878.

(2) Serrand. Etude clinique sur les rapports entre la congestion pulmonaire et la pleurésie aiguë avec épanchement. Thèse, Paris, 1878, p. 84.

vient s'accumuler à la partie la plus inférieure et la plus déclive. Mais s'il existe de la congestion pulmonaire, le poumon devenu plus dense et moins rétractile ne se laisse plus refouler, mais plonge dans le liquide et en fait monter le niveau d'autant plus qu'il est lui-même plus volumineux.

Il en résulte que le liquide paraît plus abondant qu'il n'est en réalité et que l'état du poumon masqué par l'épanchement passe le plus souvent inaperçu. Dans la plupart des faits rapportés par M. Serrand, la congestion était intense et semble avoir précédé, quelquefois accompagné pour le moins l'exsudation de liquide dans la plèvre. C'est ce qui a fait dire à M. Queyrat que dans bien des cas, en raison de la disproportion qui existe entre la congestion qui tient presque toute la scène et la pleurésie qui est insignifiante, il serait certainement plus exact de renverser les termes et de dire : Congestion pulmonaire avec épanchement pleural, plutôt que Pleurésie avec congestion pulmonaire.

Quoi qu'il en soit, les signes physiques de la spléno-pneumonie et ceux de la pleuro-congestion sont sensiblement les mêmes : matité, schème de congestion sous-claviculaire, diminution ou abolition des vibrations à la base, souffle, égophonie ou broncho-égophonie, souvent voussure dans les deux cas.

L'expectoration gommeuse ne peut plus, comme dans la pleurésie simple, servir d'indice, car on la rencontre dans les deux affections. Les crépitations sèches, rares, superficielles appartiennent bien à la spléno-pneumonie, mais on peut quelquefois les percevoir lorsqu'elles sont assez fortes à travers une très mince lamelle de liquide dans la pleuro-congestion.

La persistance de l'espace de Traube sera plus importante et fera penser, d'une façon plus nette, à la spléno-pneumonie ; mais les présomptions en faveur de celle-ci seront encore plus grandes si les vibrations thoraciques, plus ou moins complètement abolies inférieurement, renaissent peu à peu, progressivement, sans présenter au niveau de la limite supérieure du liquide cette zone d'exagération qui, déjà très marquée dans la pleurésie simple par suite de la condensation du poumon, l'est encore bien plus dans le cas de congestion de cet organe.

Malgré cela, la similitude presque complète des symptômes rend le diagnostic des plus difficiles et l'on conçoit, surtout lorsque l'attention n'était pas attirée du côté de tous ces détails minutieux d'exploration, que de fréquentes erreurs aient pu être commises et que l'on ait pu prendre une spléno-pneumonie pour une pleuro-congestion.

C'est surtout là que la ponction exploratrice joue un rôle important, c'est elle seule qui permet de trancher la question d'une façon certaine.

Dans la thèse de M. Serrand (1), nous trouvons une observation où cette erreur semble avoir été commise, car on y trouve réunis tous les symptômes de la spléno-pneumonie et le diagnostic de « pleurésie avec congestion pulmonaire » ne fut pas confirmé par la ponction.

(1) Serrand. Loc cit., p. 56.

Observation XV

Empruntée à la thèse de M. Serrand où elle figure sous le titre de :

Congestion pulmonaire avec épanchement pleurétique ?
et qui est un bel exemple de spléno-pneumonie.

Su..., Louis, journalier, 41 ans, entré dans le service de M. Potain, à l'hôpital Necker, salle St-Luc, n° 6, le 3 février 1877.

Bonne santé antérieure, n'a jamais eu d'affection pulmonaire. Le 12 janvier 1877, il est pris de frissons, avec point de côté à gauche, il tousse à peine et n'a pas de fièvre notable.

Dans la nuit du 14 au 15, sans cause connue, comme le 12, douleur de côté encore plus vive.

Le malade tousse et éprouve de la gêne respiratoire ; il reste dix jours au lit, prend trois vomitifs et se fait poser un vésicatoire.

Depuis ce temps, il se lève et sort même, malgré quelques accès de fièvre.

3 février. *Entrée dans le service.* — Soir, P. 112. T. 40°,4. *A gauche :* matité et suppression des vibrations thoraciques au-dessous de l'angle inférieur de l'omoplate. Murmure vésiculaire très faible en haut, nul dans les deux tiers inférieurs.

Souffle bronchique s'entendant dans la zone de matité et prenant le caractère caverneux et même amphoro-caverneux un peu au-dessous de l'angle de l'omoplate et au voisinage du rachis.

Broncho-égophonie, surtout dans les parties supérieures et externes de l'épanchement. La courbe de niveau est presque circulaire et est à peu près de la même hauteur dans la ligne axillaire que dans le dos. Sous la clavicule gauche, sonorité un peu diminuée avec tonalité plus aiguë. Pas de râles.

Mensuration thoracique : 45 cent. à gauche, 45 cent. à droite ; périmètre général : 90 cent. Pointe du cœur non déviée.

Diagnostic : pleurésie gauche avec congestion pulmonaire.

Le 4. Matin, T. 37°,2 ; pouls assez mou. Matité à partir de l'angle inférieur de l'omoplate ; faiblesse de la respiration au-dessus de ce point ; le murmure vésiculaire cesse d'être perçu au niveau de l'épanchement, ainsi que les vibrations thoraciques.

Pas d'égophonie ni de bronchophonie ; pas de souffle ni de râles.

Son skodique sous la clavicule gauche.

Liquide évalué à 1,500 gr. environ. Cœur : pas de déplacement de la pointe, souffle extra-cardiaque au-dessus de la pointe.

Traitement. — Pilule thébaïque 0,05. Vésicatoire ; chiendent nitré.

Le 5. Matin : P. 92. Le niveau de l'épanchement s'est élevé de 4 centim. au-dessus de l'angle inférieur de l'omoplate. Toujours pas de déplacement de la pointe du cœur.

Le 6. Matin : P. 96. T. 38°.

Mensuration thoracique : 45 centim. à gauche, 46 centim. à droite, périmètre général : 91 centimètres. Le périmètre total a augmenté, le niveau s'est encore un peu élevé ; M. Potain compte faire demain la thoracentèse à cause de la durée de la maladie qui est aujourd'hui à son vingt-deuxième jour ; de plus les accidents généraux, fièvre, état du poumon diminuent, tandis que *le liquide augmente.*

Le 7. Matin, T. 38°,6 ; même niveau de l'épanchement. *Un trocart fin est introduit dans la partie externe du 6° espace intercostal. Pas de liquide,* mais seulement *un peu de sang.* Il n'y a donc *pas ou presque pas de liquide dans la plèvre ; on a surtout affaire à de la congestion pulmonaire.*

Soir, T. 37°,8.

Le 8. Matin, P. 68, T. 37°, R. 20. La matité remonte moins haut que les jours précédents, jusqu'à deux centimètres au-dessus de l'angle inférieur de l'omoplate. Respiration distincte dans la fosse sus-épineuse et dans la partie supérieure de la fosse sous-épineuse ; silence absolu au-dessous jusqu'à la base.

Vers l'angle inférieur, souffle doux qui n'a pas le timbre aigu des souffles pleurétiques. Broncho-égophonie. Les vibrations ne sont pas très atténuées. Etat général bon, appétit, respiration assez facile.

Mensuration thoracique : 45 centimètres à gauche, 47 centimètres à droite, périmètre général 92 centimètres.

Le 9. Matin, P. 68. Pas de fièvre, peu de gène respiratoire ; vibrations thoraciques jusqu'à deux ou trois travers de doigt au-dessus de l'angle inférieur de l'omoplate. Pas de souffle, ni de bronchophonie ; faiblesse du murmure respiratoire à la partie inférieure sans aucun bruit anormal, ni modification des bruits autres que la faiblesse.

Le 11. Matin, à gauche : en avant, sonorité et respiration normales ; en arrière, matité jusqu'à l'angle inférieur de l'omoplate.

Murmure respiratoire plus manifeste que la veille ; un peu de souffle vers le milieu de la matité.

Traitement. — Vin de quinquina, 60 grammes.

Le 12. Matin, souffle bronchique léger. Vibrations atténuées, respiration facile. *Mensuration thoracique :* 45 centimètres à gauche, 46 centim. 1/2 à droite ; périmètre général, 92 cent. 1/2.

Le 13. Râles sous-crépitants fins à la partie moyenne du poumon.

Le 17. *Etat à la sortie.* — A gauche en arrière, le niveau de la matité est resté le même. Murmure vésiculaire très affaibli, pas d'égophonie, retentissement de la voix moindre que du côté opposé. Vibrations légèrement atténuées.

Mensuration thoracique : 43 cent. 1/2 à gauche, 45 cent. 1/2 à droite ; périmètre général : 89 cent. Il y a eu une *rétrocession de 3 centimètres depuis la ponction sèche.*

Etat général excellent. Aucune gêne respiratoire. Exeat.

M. Serrand fait suivre cette observation des réflexions suivantes : « la thoracentèse n'a pas abouti parce qu'on ne savait pas quelle était la prédominance de la congestion pulmonaire, quelle était celle de l'épanchement. Ici, à beaucoup de congestion correspondait donc peu d'épanchement ; tel est l'enseignement de cette thoracentèse ».

Il aurait même pu dire pas d'épanchement du tout, ce qui eut été plus juste. Il ajoute, en outre, que dès le lendemain de cette thoracentèse les signes physiques ont diminué d'intensité comme si celle-ci avait produit une révulsion utile.

Voilà donc un fait ayant simulé d'une façon frappante une pleuro-congestion et dont l'ensemble symptomatique dépendait d'une altération du poumon seul, altération qui ressemble à tous égards, comme signes physiques, aux cas que nous avons rapportés et qui paraît bien être une spléno-pneumonie. Il est, en effet, noté que des crépitations apparurent au bout d'une douzaine de jours, et que le niveau de la matité restant encore le même au moment du départ du malade, les autres signes étaient simplement atténués.

L'observation précédente, tirée d'un travail où la pleuro-congestion est étudiée de très près, est donc bien faite pour faire ressortir les difficultées extrêmes du diagnostic dans certains cas et la grande importance de la ponction exploratrice.

Un point souvent fort délicat est de décider, étant donnée une spléno-pneumonie, s'il existe ou non concurremment avec la lésion pulmonaire une pleurésie exsudative peu abondante. L'erreur est d'autant plus facile, ainsi que le fait remarquer M. Grancher, qu'une petite quantité de liquide ne change pas sensiblement les signes physiques, les crépitations pouvant s'entendre à travers une mince lame d'épanchement et que le liquide peut se réfugier à l'angle des côtes dans les culs-de-sac pleuraux ou même entre le diaphragme et la face inférieure du poumon. Mais, en réalité, comme la présence d'une petite exsudation pleurale analogue à celle de l'observation VII ne change rien au fond des choses, son diagnostic est bien peu important et ne mérite pas d'attirer l'attention.

La CONGESTION PULMONAIRE SIMPLE, se distingue en général facilement de la spléno-pneumonie, tant sont grandes ordinairement les différences cliniques entre ces deux affections : la conservation plus ou moins marquée quelquefois même l'augmentation des vibrations thoraciques, suffit souvent pour prévenir l'erreur. A défaut de cette particularité parfois très nette et fort précieuse, l'abondance des râles et surtout l'extrême mobilité des signes physiques, quelquefois leur disparition d'un jour à l'autre, ne permettent guère de prêter à confusion et de penser à autre chose qu'à une congestion pulmonaire.

Cela est vrai si l'on se refère aux types tranchés de ces deux états pathologiques. Mais si l'on songe qu'il peut exister des spléno-pneumonies atténuées, comme nous en avons montré, et que, d'autre part, dans certains cas, la maladie de Woillez peut acquérir une intensité et une extension considérables qui accentuent d'une façon toute spéciale ces symptômes habituels, on conçoit que le doute soit quelquefois possible. Woillez et Bourgeois ont cité, ainsi que nous avons vu, des cas où la matité était tellement accentuée, là faiblesse du bruit respiratoire poussée si loin, enfin le retentissement de la voix avait un caractère si prononcé d'égophonie que le diagnostic de pleurésie avait été porté.

Ce sont ces cas qui peuvent en imposer pour des spléno-pneumonies ; ici la question peut être fort embarrassante car l'espace de Traube, le schème de congestion sous-claviculaire, l'expectoration gommeuse se rencontrant dans les deux affections ne peuvent plus être d'aucun secours, on n'a même plus la ressource de la ponction exploratrice si utile dans la pleurésie pour trancher en dernier ressort la difficulté.

Dans ces conditions, il faut l'avouer, l'embarras est souvent fort grand, et tout dernièrement nous avions l'occasion de voir dans un des services de l'Hôtel-Dieu annexe un de ces exemples extrêmement délicats où l'on avait, pendant quelques jours, surtout penché du côté de la spléno-pneumonie, ce qu'une évolution rapide n'avait plus permis d'admettre au bout de peu de temps. Il s'agissait là tout simplement d'une très forte congestion pulmonaire, ayant donné lieu à un souffle et une broncho-égophonie qui, joints à la matité et à l'absence de vibrations, avaient pu pendant deux ou trois jours rendre le diagnostic presque impossible.

Heureusement ces cas intenses de la congestion simple sont tout à fait exceptionnels et le plus souvent, même dans les formes très accentuées et capables de produire une certaine hésitation, il est bien rare qu'un reste de légère sonorité, de vibration thoracique ou de respiration, une abondance plus grande des râles, la moindre fixité des signes physiques ne permettent pas d'éviter l'erreur. Quelquefois cependant elle peut être commise, mais comme dans le fait auquel nous faisions allusion à l'instant, elle ne saurait être jamais de longue durée, les modifications, quelquefois la disparition des signes en quelques jours, ne peuvent laisser bientôt le moindre doute sur la véritable nature de l'affection si essentiellement transitoire.

C'est avec un HYDROTHORAX que peut être quelquefois confondue la spléno-pneumonie passée à l'état chronique. Dans quelques cas, en effet, ainsi que l'a montré M. Grancher, un poumon sain en état de demi-collapsus et refoulé par un hydrothorax peut faire illusion ; dans un fait rapporté par cet auteur, le poumon, qui était simplement comprimé par un épanchement mais non altéré dans son parenchyme, ainsi que l'a montré l'autopsie, faisait entendre à chaque inspiration au travers d'une mince couche liquide des crépitations de déplissement qui, réunies aux autres signes : broncho-égophonie, souffle doux, vibrations atténuées, matité firent croire à une splénisation pulmonaire chronique accompagnée d'épanchement.

Ces faits sont rares; ordinairement l'hydrothorax n'est pas unilatéral, il ne se présente guère à l'état isolé. C'est un épiphénomène dans le cours d'une maladie ; il n'y a pas de confusion. Mais cependant lorsque ses caractères pourront faire naître quelque incertitude dans l'esprit du clinicien, celui-ci par la recherche de l'espace de Traube, s'il siège à gauche, par l'examen des vibrations qui renaissent peu à peu dans la splénisation et présentent dans l'hydrothorax la zone d'exagération caractéristique, enfin par l'exploration de la région sous-claviculaire, ne tardera pas à être fixé sur la cause véritable des phénomènes observés et, d'ailleurs, si le doute persistait encore, la ponction exploratrice trancherait encore la question.

Tels sont, d'une façon générale, les états pathologiques qui peuvent en imposer pour la spléno-pneumonie; nous ne ferons que signaler, en outre, *les kystes hydatiques du foie ou du poumon*, qui dans certains cas exceptionnels par leur siège et quelques-uns de leurs symptômes peuvent simuler un épanchement pleural chronique et par suite une splénisation pulmonaire ancienne. Mais dans ces cas la forme de la matité, pour les hydatides du poumon, la direction des côtes dans les kystes ou les tumeurs dépendant du foie ne permettent guère, en général, de faire confusion à cet égard, et par la suite les ponctions, l'examen du liquide s'il en est retiré, enfin l'évolution ultérieure de l'affection permettront toujours d'en reconnaître la véritable nature.

ANATOMIE PATHOLOGIQUE

Quelle est donc la nature intime de la lésion dont nous venons d'étudier en détail les caractères cliniques?

Cette partie de notre sujet, si intéressante pourtant à tous égards, est aussi la plus délicate en raison de la terminaison constamment favorable de l'affection, lorsqu'elle est exempte de complications, et du manque de vérifications anatomiques. Si, par exception, l'issue en a été fatale, c'est alors par le fait de complications qui ont complètement dénaturé l'état anatomique primitif et l'ont rendu méconnaissable.

Cette lacune, certes, est fort regrettable et nous espérons que des recherches ultérieures permettront de la combler, mais les connaissances actuelles sur les phlegmasies pneumoniques, aujourd'hui bien élucidées grâce aux travaux de Vulpian, Charcot, Damaschino, Joffroy, Balzer, semblent autoriser, dès maintenant, un essai de description anatomo-pathologique de la spléno-pneumonie.

Ce sont surtout les recherches de M. Joffroy, qui peuvent servir de base à cette étude. En effet, dans sa thèse d'agrégation sur la broncho-pneumonie (1), cet auteur,

(1) A. Joffroy. Loc. citat., p. 63.

consacrant un chapitre spécial à la splénisation du poumon, sépare, sous le nom de *spléno-pneumonie*, des autres formes de l'inflammation broncho-pulmonaire, celle dans laquelle cet état anatomique tient toute ou presque toute la scène. C'est cette forme qui correspond à la pneumonie lobulaire généralisée de Barrier, à la bronchopneumonie pseudo-lobaire de Damaschino et Cadet de Gassicourt.

Or, ainsi que le fait remarquer M. Grancher (1), on retrouve dans la symptomatologie de cette forme spéciale tout ce qu'il y a d'essentiel dans les cas observés chez nos malades : la matité, le souffle doux, la diminution des vibrations, les crépitations et jusqu'au type de la fièvre exacerbante le soir et rémittente le matin. Chez l'enfant, les symptômes sont moins tranchés, plus mobiles, les crépitations plus abondantes, la dyspnée souvent plus grande et le rhythme respiratoire quelquefois interverti.

Mais ces différences légères ne sauraient effacer l'accord des principaux symptômes chez l'adulte et chez l'enfant tel qu'il ressort de la comparaison des faits que nous avons publiés avec les descriptions données par les auteurs. Dans les deux cas, la splénisation, d'après M. Grancher, serait l'élément fondamental de la lésion pulmonaire, sans qu'on puisse dire, faute de preuves, quelle est la part proportionnelle de la splénisation dans le processus morbide.

Chez les enfants, la splénisation et les noyaux de broncho-pneumonie peuvent se rencontrer en proportion

(1) Grancher. Loc. cit., p. 23.

inverse suivant les cas : tantôt autour de noyaux hépatisés très nombeux il y a une zone minime d'alvéoles splénisés, tantôt, au contraire, le tissu du poumon est uniformément rouge foncé, lisse à sa surface ainsi qu'à sa coupe et ne présente que quelques rares points d'hépatisation.

C'est à ce dernier type que se réfère M. Joffroy quand il décrit à part la spléno-pneumonie de l'enfance et, comme nous le disions plus haut, c'est à la même lésion que semblent bien se rapporter, les cas que nous avons observés chez l'adulte.

M. Queyrat nous paraît ne pas aller assez loin quand, dans la description qu'il fait de la spléno-pneumonie et qui est très nette au point de vue symptomatique, il la regarde simplement comme une forme de la congestion pulmonaire et la range dans la classe des congestions idiopathiques à côté de la maladie de Woillez. En effet, dit-il, tandis que cette dernière a tous les dehors d'une pneumonie, évolue rapidement en deux, trois, quatre jours, cesse brusquement et mérite le nom de *congestion pulmonaire à forme de pneumonie*, la première a l'aspect d'une pleurésie, elle dure longtemps, disparaît lentement petit à petit et peut être appelée *congestion pulmonaire à forme de pleurésie*.

Il ne confond pas les deux affections, il les regarde bien comme deux entités distinctes ; mais il ne voit, dans les deux cas, que l'élément congestion et pour expliquer certains symptômes de la spléno-pneumonie, en particulier cette apparence curieuse d'épanchement, il pense que, dans cette affection, il s'agit d'une *congestion tota-*

lisée du poumon et que c'est à la sommation morbide de tout l'organe qu'est due ce phénomène essentiellement trompeur.

Notre collègue ne voit donc là que de la congestion, terme qui jure un peu, du reste, non seulement avec la lente évolution de la maladie, avec le type général de la fièvre, mais surtout avec le mot de *spléno-pneumonie* à côté duquel il le place et qui a été donné par M. Grancher à l'affection, avec l'intention de bien indiquer l'idée d'un processus inflammatoire.

Certes, il y a beaucoup de congestion et celle-ci joue un rôle important. Moins que personne nous ne le contesterons, car nous avons signalé son importance non seulement dans les premiers jours de la maladie, fait sur lequel déjà M. Damaschino (1) a beaucoup insisté en montrant qu'elle se retrouve au début de toutes les lésions pneumoniques, mais encore pendant le cours de l'affection où nous avons fait voir la trace fréquente de poussées plus ou moins aiguës, plus ou moins passagères, se trahissant par des oscillations irrégulières de la température. Mais où nous ne suivons plus M. Queyrat, c'est quand il en fait toute la lésion, et nous pensons, avec M. le professeur Grancher, qu'il s'agit là surtout d'une broncho-pneumonie aiguë ou subaiguë suivant les cas, pouvant même passer à l'état chronique et dont le substratum anatomique paraît être la splénisation, c'est-à-dire la pneumonie épithéliale. Un fait dont nous avons été témoin à l'Hôtel-Dieu, alors que nous avions l'honneur

(1) Damaschino. Des différentes formes de la pneumonie des enfants. Th. doct., Paris, 1867.

d'être l'interne de M. Moutard-Martin et qui nous avait beaucoup frappés, bien que l'attention n'ait pas été attirée du côté de la spléno-pneumonie de l'adulte, semble venir confirmer cette manière de voir.

Il s'agissait d'un homme de 49 ans, tuberculeux avéré et assez avancé, qui, quelques jours avant l'entrée avait été pris assez brusquement d'oppression et de douleur de côté à droite avec fièvre très vive et redoublement de la toux qui était fréquente depuis longtemps. A son entrée dans le service, salle St-Augustin, n° 29, le 16 mars 1883, on put constater tous les signes d'un épanchement pleural : dilatation très manifeste à la vue du côté droit de la poitrine, matité absolue dans la moitié inférieure avec abolition complète des vibrations thoraciques, souffle aigre, égophonie. Aux deux sommets, signes de tuberculose avancée : craquements secs et par la toux bouffées de râles humides.

Il y avait, en outre, une dyspnée intense, une douleur de côté très pénible et une fièvre vive (entre 39° et 40°). Toux très fréquente et pénible.

Les jours suivants, la dyspnée augmentant encore, notre cher maître, pourtant si compétent en pareille matière, en présence de signes aussi nets d'un épanchement, peut-être purulent en raison du mauvais état général, se décide à pratiquer la thoracentèse. Il ne sort que quelques gouttes de sérosité sanguinolente.

Par la suite les mêmes signes physiques persistant, avec une fièvre toujours vive, et une grande dyspnée, les forces déclinent de plus en plus et le malade meurt au bout d'une quinzaine de jours.

B.   10

Autopsie. — Pas de trace de liquide dans la plèvre. Peu de chose à gauche si ce n'est quelques lésions tuberculeuses au sommet et un peu de congestion agonique inférieurement.

A droite, tout le poumon est énorme, très infiltré, ne s'affaissant pas à l'ouverture du thorax, d'une teinte rouge lie de vin, surtout foncée dans ses parties déclives. Il est plus résistant qu'à l'état normal, sa surface est lisse et à la coupe on voit sourdre une grande quantité de liquide sanguinolent très peu aéré. On trouve en outre au sommet de nombreux tubercules et quelques cavernules.

Au microscope, on voit les capillaires distendus par des globules rouges accumulés en grande abondance, et qui dessinent les parois des alvéoles; les cavités alvéolaires sont remplies d'un liquide séro-albumineux, contenant quelques globules rouges et des leucocytes, mais surtout des cellules volumineuses arrondies, à protoplasma granuleux dans lequel il y a souvent plusieurs noyaux.

Ce que nous avons observé dans ce cas semble donc se rapporter à une inflammation surtout épithéliale du parenchyme pulmonaire accompagnée d'une énorme congestion et bien que des lésions tuberculeuses anciennes aient un peu défiguré la physionomie de cette broncho-pneumonie il n'en ressort pas moins qu'au point de vue clinique ce fait se rapproche singulièrement de ceux que nous avons rapportés au commencement de ce travail, et il est permis de penser que dans tous ces cas, c'est au même état anatomique des alvéoles pulmonaires que sont dus les caractères spéciaux des signes physiques.

D'après les auteurs, la *splénisation* est surtout une *pneumonie épithéliale*. Ce terme employé autrefois dans un sens vague et n'ayant d'autre prétention que d'indiquer une ressemblance grossière avec le tissu de la rate, a pris depuis les recherches de ces derniers temps une signification précise.

Macroscopiquément la splénisation se rapproche des congestions hypostatiques, non seulement par son siège mais encore par ce fait que, dans les deux états, la congestion est considérable et l'aspect assez semblable, du moins quand il s'agit de splénisation récente.

Le tissu du poumon est humide, œdématié; sa rougeur plus foncée, marbrée de nuances sombres violacées; sa coupe toujours lisse laisse écouler une grande quantité de liquide. L'organe est augmenté de volume et de poids; sa résistance au doigt est accrue; son tissu ne crépite plus ou presque plus et, sans gagner complètement le fond de l'eau, il flotte toujours au milieu de ce liquide en s'y enfonçant d'une façon plus ou moins grande. L'insufflation rend en partie aux tissus splénisés, lorsque la lésion n'est pas trop ancienne, leur souplesse, leur légèreté spécifique et leur crépitation.

La plèvre, au niveau des parties splénisées, ordinairement saine peut cependant être légèrement enflammée.

L'examen histologique montre le gonflement des cellules de revêtement alvéolaire et leur desquamation, accompagnés d'un exsudat séro-albumineux, et, en outre, l'oblitération des bronchioles par des sécrétions muqueuses ou muco-purulentes ainsi que l'infiltration œdémateuse du tissu conjonctif périlobulaire.

Il permet aussi de distinguer cet état anatomique de celui des congestions passives avec lequel il a macroscopiquement tant de ressemblance. Dans le poumon simplement congestionné, les alvéoles sont à peu près libres d'exsudat, la coupe histologique paraît très aérée; au contraire, dans le poumon splénisé, elle est à peu près opaque, les alvéoles étant remplis de cellules épithéliales et de sérosité albumineuse.

Le mécanisme de cette altération a été expliqué par M. le professeur Charcot en 1877, dans son cours à la Faculté, de la façon suivante. Se fondant sur les notions générales acquises sur le retentissement qui s'opère sur les épithéliums glandulaires, par suite de l'irritation des conduits d'excrétion des glandes, cet auteur pense que l'inflammation oblitérante des bronchioles serait la lésion primordiale, cause de splénisation pour les lobules qu'elle alimente. Il se passerait là dans le poumon ce qu'on observe dans le foie à la suite de la ligature du canal cholédoque où des modifications inflammatoires se manifestent jusque dans les capillaires biliaires, et se traduisent par des néoformations cellulaires et le retour de l'épithélium à la forme cubique, en même temps que le tissu interstitiel devient le siège d'une véritable cirrhose.

On voit, en effet, que dans la splénisation les cellules épithéliales qui, à l'état normal, sont très aplaties et difficiles à voir, se gonflent, perdent leur forme aplatie et tendent à devenir plus ou moins sphériques. Elles tombent et sont remplacées rapidement par de nouveaux éléments, de telle sorte que la cavité de l'alvéole renferme une quantité plus ou moins grande de ces épithéliums desquamés.

En même temps, il y a congestion très intense, exsudation albumineuse intra et extra alvéolaire (œdème pulmonaire) avec issue de quelques leucocytes, en général assez rares.

Cet état peut facilement persister et passer à l'état chronique et alors, comme dans les cirrhoses épithéliales, on voit la prolifération et l'organisation du tissu conjonctif prendre la première place. Le tissu est plus sec, semblable à de la chair, d'où le nom de carnisation qui lui a été donné.

On pourrait alors, ces notions aujourd'hui classiques sur la spléno-pneumonie étant admises, tenter une explication des signes physiques que nous avons établis et en particulier de la diminution des vibrations vocales. Ces vibrations naissent dans le larynx, se propagent dans les tuyaux bronchiques et se transmettent par le parenchyme pulmonaire à la main appliquée sur le thorax. On conçoit dès lors que des changements dans la transmission par le poumon produits par les modifications de densité qu'il a subies, peuvent, ainsi que le fait remarquer M. Grancher, altérer les caractères ordinaires de ces vibrations: Si les alvéoles sont à demi ou tout à fait remplis d'un liquide séro-albumineux mêlé de cellules épithéliales et se rapprochant plutôt de la densité de l'eau que de celle des solides, la masse pulmonaire doit, dans ces conditions, opposer aux vibrations vocales à peu près le même obstacle qu'une couche de liquide intra-pleural.

Le résultat des ponctions capillaires qui permettent le plus souvent de retirer quelques gouttes de sérosité sanguinolentes semble venir encore à l'appui de cette explication.

D'ailleurs on sait que certaines congestions simples, certains œdèmes pulmonaires peuvent quelquefois produire cette même diminution du frémitus vocal.

Les considérations précédentes peuvent également s'appliquer à la matité souvent *absolue*, au souffle qui prend quelquefois le caractère aigre de la pleurésie et à l'égophonie.

A l'appui d'une semblable interprétation M. Grancher (1) cite une autopsie faite par lui en 1878, à l'hôpital temporaire. L'égophonie et la diminution des vibrations vocales notées jusqu'au dernier jour avaient fait penser à une pleuro-pneumonie et l'autopsie démontra que le poumon seul était responsable de la transformation des signes ordinaires de la pneumonie ; son tissu était gris, lisse, beaucoup moins compacte qu'au deuxième degré de la pneumonie. Non seulement il n'y avait pas trace de liquide dans la plèvre, mais il ne fut pas possible d'admettre qu'il y en eut eu jamais, car les deux feuillets pleuraux étaient intimement unis par une symphyse mince, mais organisée, ferme et ancienne.

Telles sont les données actuelles de la question en ce qui concerne l'anatomie pathologique ; il reste encore bien des points obscurs à élucider ; nous espérons que des travaux ultérieurs permettront de bien établir cette

(1) Grancher. Loc. cit., p. 25.

partie si intéressante de l'histoire de la spléno-pneumonie.

Il nous reste, avant de terminer, à signaler un mémoire
fait à Bruxelles, en 1881, par M. Rommelaere (1) et qui
sous un nom et avec une interprétation anatomique différents semble se rapporter trait pour trait à notre sujet.
Sous le nom d'atélectasie pulmonaire primitive, cet
auteur décrit une affection qui se traduit par le syndrôme
suivant: matité absolue, absence de vibration thoracique,
nullité de la respiration, souffle bronchique et expectoration gommeuse. Cette affection éclate brusquement avec
une très grande acuité par une dyspnée très forte avec
angoisse, et si le malade souffrait antérieurement d'une
bronchite, ce symptôme attire encore l'attention par sa
violence. La durée de la maladie est toujours très
longue.

L'auteur rapporte l'observation d'un cas de cette
nature qu'il a pu observer dans son service. Nous
croyons devoir reproduire cette observation en raison de
la ressemblance symptomatique qu'elle présente, à
presque tous les points de vue avec celles que nous avons
précédemment relatées.

(1) Rommelaere. De l'atélectasie pulmonaire. Bruxelles, 1881.

Observation XVI

Empruntée au Mémoire de M. le professeur W. Rommelaere de Bruxelles,
où elle figure sous ce titre :

Atélectasie pulmonaire droite.

Le nommé D..., Pierre, âgé de 24 ans, boulanger, d'une constitution forte, tempérament lymphatique, entre le 7 novembre 1880 à l'hôpital St-Pierre, salle 19, lit n° 5.

Il a toujours joui d'une bonne santé ; le 3 novembre dernier, en se réveillant le matin, il fut pris d'une oppression très vive avec angoisse et point douloureux du côté droit de la poitrine. L'oppression persista plusieurs heures à un degré très violent, puis elle devint moins violente, sans disparaître ; le point de côté persiste à droite. Il n'y eut ni toux, ni expectoration.

On lui appliqua en ville un large vésicatoire du côté droit de la poitrine et on lui prescrivit un traitement par des sudorifiques qu'il suivit jusqu'à son entrée à l'hôpital.

8 novembre. Nous constatons de la matité de tout le côté droit de la poitrine ; il existe à la base un léger épanchement pleurétique.

L'auscultation dénote dans la plus grande partie du poumon droit une diminution du murmure vésiculaire : au sommet, en avant et en arrière, respiration légèrement supplémentaire ; à la base, on entend, mais peu distinctement, du souffle tubaire ; pas de râle crépitant ; abolition de la vibration des parois thoraciques et perte d'élasticité.

L'oppression du malade est modérée ; les selles sont régulières ; l'urine (1010) est transparente et ne renferme ni sucre, ni albumine. Guère de toux.

L'expectoration est très peu abondante ; elle est légèrement spumeuse, muqueuse et ne présente pas de trace de coloration rouillée.

Le soir de son entrée le malade est atteint de fièvre assez vive, la température monte à 39°,9.

Le 8 au matin elle baisse à 39° et, le soir, elle n'atteint plus que 38°,2.

En présence des symptômes notés à l'entrée, *nous nous croyons autorisé à admettre l'existence d'une pleurésie avec épanchement modéré à droite.* Nous faisons des réserves sur la signification de la matité qui existe à la partie supérieure du poumon droit.

Nous prescrivons une potion sudorifique au sureau et au nitre et nous maintenons la diète absolue.

Le 9. La fièvre est moins vive (T. A. 38°, le matin et 39°, le soir). Nous maintenons le même traitement et nous accordons deux laitages. Le vésicatoire qui avait été appliqué en ville, continue à laisser couler de la sérosité.

Le 12. Guère de modification dans les symptômes ; l'épanchement pleurétique a augmenté un peu, mais il reste encore toujours bien inférieur au niveau de la matité reconnue à la percussion de la poitrine. Nous prescrivons une potion gommeuse de 200 gr. avec 2 gr. d'iodure de potassium et 5 centigr. d'extrait thébaïque.

Le 16. Les symptômes d'oppression se sont accentués ; la face est bouffie ; la nuit a été très mauvaise et le malade a eu beaucoup d'angoisse.

La percussion donne une *matité absolue* dans toute la région dorsale droite jusque dans la fosse sus-épineuse; en avant, la matité est également absolue jusqu'à trois centimètres au-dessous de la clavicule. Ce niveau de matité ne se modifie pas en changeant la position du malade.

Perte complète d'élasticité des parois thoraciques et des vibrations de la voix. Sous la clavicule droite, il y a de la sub-matité et un bruit de pot fêlé très manifeste.

A l'auscultation, inspiration tubaire partout et expiration rude, donnant par moments un bruit de cuir neuf, à d'autres du piaulement.

L'expectoration plus abondante mesure environ 150 gr. de mucus, non aéré ressemblant à une *solution gommeuse*, pas de coloration de ce mucus.

L'état du malade dénote une forte angoisse; en présence de ces conditions, qui nous paraissent établir nettement l'exis-. tence d'un épanchement pleurétique assez abondant pour produire l'angoisse du malade, nous nous décidons à pratiquer la *ponction thoracique par l'appareil Potain*. Nous introduisons la canule la plus forte de cet appareil sur la ligne axillaire droite, dans le 7ᵉ espace intercostal, au siège d'élection, là où les signes physiques nous paraissent dénoter l'existence du foyer de l'épanchement.

Dès que le trocart a pénétré dans la poitrine, nous pouvons nous convaincre que nous arrivons dans le poumon; nous ne parvenons, en effet, *à retirer aucun liquide par l'aspiration* et nous n'arrivons pas à un résultat plus satisfaisant en déplaçant l'extrémité de la canule; nous retirons un peu l'instrument pour le faire pénétrer dans un endroit voisin. Cette tentative répétée trois fois ne donne aucun résultat et nous nous décidons alors à retirer l'appareil. En le lavant par un courant d'eau, nous constatons qu'il n'y avait dans l'intérieur de la canule que des caillots de sang et des débris de tissu.

L'auscultation pratiquée immédiatement après la ponction, ne nous fait constater aucune autre modification, que du râle sous-crépitant fin au niveau du siège de la ponction; partout ailleurs respiration bronchique.

Le 17. Pas de modification dans l'état général du malade; oppression persistante. La matité thoracique persiste en arrière jusque dans la fosse sus-épineuse; en avant, elle remonte à 2 centimètres au-dessus du mamelon, dans la position assise, au même niveau dans la position couchée. A l'auscultation, respiration amphorique à l'inspiration et à l'expiration dans la fosse sus-épineuse; partout ailleurs souffle bronchique.

On constate partout l'abolition de la vibration des parois thoraciques. Au niveau de la 2ᵉ articulation chondro-sternale droite bruit de pot fêlé.

Le 18. La fièvre a augmenté, la température qui ne s'était élevée le 16 qu'à 40°, le soir, monte à 40°,6, le 17, au soir. Les signes physiques sont les mêmes. Nous prescrivons une potion gommeuse avec 1 gr. de carbonate d'ammoniaque et 5 centigr. d'extrait thébaïque.

Les crachats examinés à plusieurs reprises, présentent les caractères que nous avons décrits plus haut.

Le 19. Il y a une légère amélioration; la fièvre est moindre ; une selle. Les signes fournis par l'auscultation et la percussion sont les mêmes ; l'urine ne renferme ni albumine ni sucre.

Le 20. L'amélioration se soutient ; la température est revenue à 37°,8, le pouls est à 72, régulier. L'urine des 24 heures mesure 4,400 gr. ; elle renferme 30 gr., 96 d'urée, 10 gr. 27 de chlorure de sodium et 2 gr. 37 d'acide phosphorique.

Les crachats examinés au microscope ne renferment plus de protozoaires, on y retrouve des cellules vibratiles, caliciformes et pavimenteuses et des leucocytes, le tout emprisonné dans un réticulum fibrineux.

Le 21. L'amélioration continue ; l'examen microscopique des crachats donne le même résultat que la veille. L'urine totale mesure 3,000 gr. ; elle renferme 15 gr. 83 d'urée, 17 gr. 25 de chlorure de sodium et 1 gr. 98 d'acide phosphorique.

Du 22 au 27. L'amélioration de l'état général s'accentue. A la date du 27 on ne retrouve pas autre chose que des signes d'imperméabilité vésiculaire à la base droite : matité, égophonie, souffle tubaire et absence de vibration des parois thoraciques. Le bruit de pot fêlé a disparu.

Même situation les jours suivants ; à la date du 28 novembre cependant, les crachats, *toujours également gommeux*, présentent une teinte bleu verdâtre qui persiste les jours suivants. Le pouls varie de 104 à 116, la respiration de 32 à 36 et la température de 37°,2 à 39°.

Le 6 décembre. La fièvre reprend un peu plus forte, mais cette recrudescence ne dure qu'un jour.

L'expectoration diminue graduellement de quantité ; le souffle tubaire disparaît à la base droite, le 12. Le malade est tenu en observation jusqu'au 22 ; à cette époque la sonorité est revenue du côté droit de la poitrine et le murmure vésiculaire y est perçu.

Le traitement médical a été continué jusqu'au 7 décembre ; à partir de cette date le malade n'a plus pris de médicaments.

Le malade quitte l'hôpital le 22 décembre complètement guéri.

L'auteur fait suivre cette observation des réflexions suivantes : Cet exemple d'atélectasie pulmonaire terminée par la guérison s'appuie, au point de vue de son diagnostic, sur un ensemble de symptômes des plus affirmatifs ; au début l'affection se déclara avec l'appareil qui caractérise la pleurésie ; point de côté et fièvre ; nous avons cru à l'existence d'une pleurésie et, devant l'oppression extrême, nous avons pratiqué la thoracentèse au point où les signes d'auscultation, de percussion, de palpation nous permettaient d'admettre l'existence de l'épanchement. La ponction renouvelée dans différentes directions [ne donne pas de résultat ; la pleurésie n'existait pas ; dès lors il n'y avait plus de doute : *l'atélectasie pulmonaire seule se présente avec l'ensemble des symptômes décrits plus haut.*

Cette partie du travail de M. Rommelaere, très intéressante au point de vue clinique, ne nous paraît pas s'accorder avec les données actuelles que nous possédons sur les broncho-pneumonies, lorsque l'auteur veut expliquer tous les phénomènes observés par un affaissement, un collapsus du tissu pulmonaire, analogue à celui qu'il produit expérimentalement par l'ouverture de la plèvre.

chez les animaux. Sans suivre dans tous leurs développements les explications qu'il donne au sujet de la pathogénie de cette lésion pulmonaire, nous dirons seulement que, repoussant la théorie admise généralement de l'obstruction bronchique, il lui substitue celle de l'arrêt de la circulation de l'artère pulmonaire.

Comment admettre, dans le cas précédent, cet arrêt de la circulation pulmonaire, comment expliquer, dans bien d'autres analogues comme symptômes, l'augmentation de volume du côté et le refoulement du cœur?

Et d'ailleurs cette lésion qui se rencontre surtout dans les broncho-pneumonies des enfants ou des vieillards n'est-elle pas exceptionnelle chez l'adulte?

Voici encore une observation publiée peu de temps après la précédente, sous l'inspiration du mémoire de M. Rommelaere, et dans laquelle on voit les symptômes très nets de l'affection qui nous occupe, y compris la voussure et le refoulement du cœur, rapportés à l'atélectasie pulmonaire.

OBSERVATION XVII

Recueillie par M. le docteur Léviste, qui la publie sous ce titre :

Atélectasie pulmonaire gauche (1).

Le 27 mai 1881, le nommé F.... âgé de 29 ans, journalier, se présente à la consultation de l'hôpital Lariboisière. Il est ma-

(1) Léviste. De l'atélectasie pulmonaire. Gaz. méd. des hôp., 1883, n° 91 et suivants.

lade depuis 4 jours et se plaint d'une toux opiniâtre, accompagnée d'une expectoration assez abondante.

Il entre le même jour dans le service de notre maître, M. le docteur Constantin Paul, salle St-Henri, lit n° 16.

Le soir à la visite, l'interne du service l'examine :

La percussion du thorax est normale; mais l'auscultation relève des râles sibilants assez intenses dans toute l'étendue des deux poumons. Pas de point de côté, ni de frissons ; les crachats sont mousseux et aérés ; l'appétit est nul.

Quelques vésicules d'herpès sur les lèvres depuis deux jours. Rien de particulier à noter sur les antécédents, cet homme ayant joui d'une bonne santé jusqu'alors.

Le 28. Le lendemain à la visite, on le trouve dans un état d'anxiété profonde qui dure depuis quatre heures du matin.

Il éprouve une douleur très vive siégeant au niveau du diaphragme du côté gauche et se propageant vers l'épaule du même côté. Cette douleur est si aiguë à chaque mouvement respiratoire que le malade évite de respirer. On voit, en effet, le diaphragme se contracter à peine et les côtes rester à peu près immobiles. Si, au niveau du cou, on presse sur le nerf phrénique, on augmente bien plus encore l'acuité de la douleur à ce niveau et dans toute l'étendue du nerf.

Pas de matité en avant et en arrière; les nombreux râles sibilants entendus la veille ont conservé leur intensité.

Le diagnostic porté est : *bronchite avec névralgie du phrénique gauche.*

Pour faire cesser cette douleur intolérable on applique des courants électriques : un pôle au niveau du cou, l'autre au niveau du diaphragme. Ces courants sont maintenus pendant une dizaine de minutes. Ce traitement qui avait réussi à M. Constantin Paul en pareille circonstance, ne donne ici aucun résultat.

Deux injections de morphine d'un demi-centigramme chacune sont alors prescrites pour la journée.

Dans la journée le malade souffre un peu moins. T. A. matin, 38°,6, soir, 39°.

Le 29. Sixième jour de la maladie les signes stéthoscopiques sont les mêmes ; la douleur diaphragmatique est moins intense, on continue les injections de morphine.

Le 31. On n'entend presque plus de râles sibilants, mais en arrière du thorax et à gauche on perçoit une légère égophonie à quelques centimètres au-dessous de l'angle inférieur de l'omoplate. La percussion, du reste, accuse de la matité à la base ; absence de vibrations thoraciques.

La douleur précédente a changé de siège, elle est au-dessous du sein gauche.

L'examen du cœur donne les résultats suivants : Pointe dans le 5e espace intercostal à 10 centim. 1/2 de la ligne médiane.

Bord du foie au niveau de l'insertion du 5e cartilage ; abaissement de la pointe sur cette ligne, 2 centim.

Bord vertical du cœur à 3 centim. de la ligne médiane.

Le 2 juin. Dixième jour, la matité est plus étendue, elle remonte jusqu'à l'angle inférieur de l'omoplate. Vésicatoire en arrière et en bas de 15×15. Température 38°,4, le matin, 38°,6, le soir.

Le 4. Le soir la T. atteint 40° ; les signes stéthoscopiques sont les mêmes.

Le 6. Le malade qui avait trouvé du soulagement pour son point de côté est repris de douleurs assez vives ; la dyspnée est bien plus prononcée. Même égophonie, même matité. T. A. matin, 37°, soir, 39°.

Le 8. Le 16e jour, dans la soirée il est pris tout à coup d'une forte dyspnée ; cependant l'épanchement ne paraît pas plus abondant, la matité ne s'accusant que jusqu'à l'angle inférieur de l'omoplate. T. 38°,2, le matin, 38°,6, le soir.

Le 9. Il est moins oppressé ; on examine encore la position du cœur ; la *pointe bat dans le 5e espace intercostal à 7 cent. 1/2 de la ligne médiane ; ce déplacement de la pointe fait modifier le diagnostic.* Notre maître pose celui de *pleurésie gauche avec épanchement.*

Le 11 (19e jour). Les signes sont toujours presque les mêmes ; la matité a augmenté, elle remonte jusqu'à l'épine de l'omoplate. On fait la mensuration du thorax et l'on trouve les résultats suivants : côté droit, 40 centim., côté gauche 43 centimètres.

Devant des signes aussi évidents de pleurésie, M. Paul décide de faire une thoracentèse. *La ponction est faite dans le 6e espace intercostal, un peu en avant de la ligne axillaire ; aucun liquide ne s'écoule. Une seconde tentative est faite un peu plus en arrière, même résultat.* T. mat. 38°; 5, soir, 39°.

Le 12 Pas de changement ainsi que les deux jours suivants.

Le 15. On n'entend plus d'égophonie, mais à la place on perçoit de la bronchophonie. Pas de râles crépitants ou sous-crépitants. Matité en avant jusqu'à l'épine de l'omoplate.

La T. monte le soir à 40°. Les jours suivants le malade s'affaiblit beaucoup ; pas d'appétit.

Le 20 (28e jour). La bronchophonie est accompagnée de souffle tubaire ; dans le poumon gauche, râles sous-crépitants ; dans le poumon droit, ces râles sont plus nombreux mais il n'y a ni bronchophonie, ni souffle, ni matité. L'état général est de plus en plus inquiétant; des sueurs nocturnes abondantes sont apparues. T. A. le soir, 39°.

Le 24. L'amaigrissement est notable depuis quelques jours ; les sueurs persistent. La toux est fréquente, quinteuse. Les crachats de bronchite constatés au début ont changé de caractère ; ils sont plus abondants, plus épais, presque nummulaires, à aspect verdâtre et à odeur fétide. On prescrit l'aspiration thymique au 1/1000.

Les signes stéthoscopiques sont les mêmes, sauf pour le poumon gauche où les râles sont moins nombreux.

En présence d'un état général aussi mauvais, on écrit sur le diagnostic : *menaces de tuberculose.*

T. mat. 38°, soir 38°,4.

Le 27 (35e jour). On entend au sommet du poumon gauche un

souffle très intense; pas de râles. Dans le poumon droit persistance des râles sous-crépitants.

Le malade dépérit sensiblement.

Juillet. Au commencement de juillet l'état général est si mauvais qu'il fait craindre une issue fatale; les signes pulmonaires s'accentuent; mais vers le milieu du mois, tout s'amende. Après plusieurs alternatives de mieux et de pis, une amélioration définitive se produit; les sueurs sont moins abondantes, la toux est moins fréquente et l'expectoration n'est plus fétide.

La Temp. pendant tout ce mois a varié entre 37° et 38°,5.

Août. Au commencement le malade va beaucoup mieux; l'appétit est revenu; les sueurs ont disparu et la toux est de moins en moins fréquente.

La matité observée pour le poumon gauche est entièrement disparue, le souffle n'existe plus, mais quelques râles sibilants se font encore entendre en arrière et à gauche du côté de l'aisselle principalement.

Le 20. Le malade va très bien.

Le 26. Il quitte l'hôpital, complètement guéri après avoir fait un séjour de 3 mois. Il va passer quelques jours à Vincennes. Depuis cette époque, nous n'avons pas revu le malade.

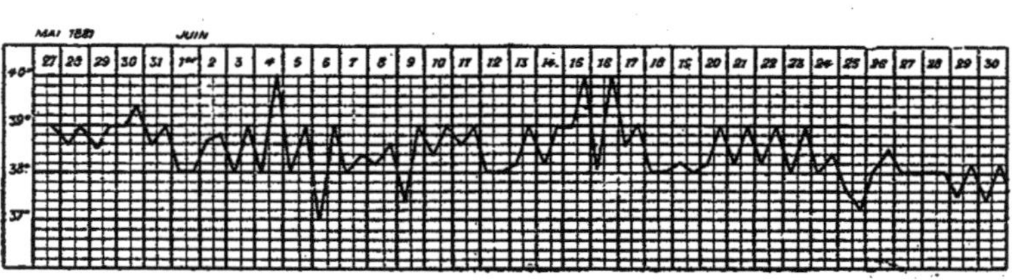

MAI 1883
JUIN
27 28 29 30 31 1er 2 3 4 5 6 7 8 9 10 11 12 13 14 15 16 17 18 19 20 21 22 23 24 25 26 27 28 29 30
40°
39°
38°
37°

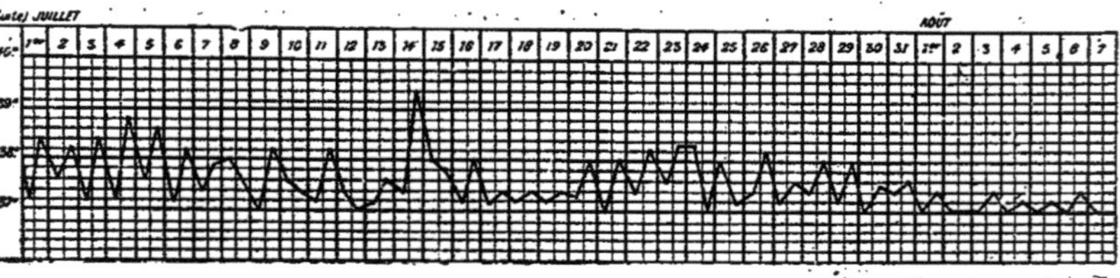

(Suite) JUILLET
AOÛT
1er 2 3 4 5 6 7 8 9 10 11 12 13 14 15 16 17 18 19 20 21 22 23 24 25 26 27 28 29 30 31 1er 2 3 4 5 6 7
40°
39°
38°
37°

A la suite de cette observation, M. Léviste fait remarquer que, pour ce cas difficile où plusieurs diagnostics avaient été posés, ce n'est que plus tard, après la lecture du mémoire de M. Rommelaere, qu'on pensa à l'atélectasie pulmonaire. Il la rapporte à la forme *primitive* de cet auteur, le malade n'ayant jamais eu de pneumonie antérieure et l'insuccès de la thoracentèse lui permet d'écarter l'idée d'atélectasie consécutive à une pleurésie. Il retrouve dans ce cas les signes indiqués par M. Rommelaere, mais il relève deux particularités intéressantes que cet auteur n'a pas eu l'occasion d'observer : le refoulement de la pointe du cœur vers la droite et le demi-périmètre du thorax plus étendu du côté affecté que du côté sain, se demandant à quelle cause attribuer ces phénomènes.

C'est qu'en effet, croyons-nous, pas plus dans ce fait que dans celui de M. Rommelaere, ce n'est à un collapsus du poumon que l'on avait affaire, mais bien à une *splénisation*, à une *pneumonie épithéliale*, ce qui permet de s'expliquer plus facilement tous les symptômes.

Dans la dernière observation, on peut voir d'une façon bien évidente par l'examen du tracé thermique, ces oscillations irrégulières que nous avons déjà souvent relevées et qui reflètent sans aucun doute des poussées congestives plus ou moins accentuées.

Il est également un point que nous tenons à faire ressortir, car il nous rappelle ce que nous avons déjà observé dans une de nos observations (obs. V), c'est cette période d'amaigrissement, avec toux opiniâtre, crachats nummulaires, transpirations abondantes, qui fait craindre pendant quelque temps une tuberculisation pulmonaire rapide. Cette phase inquiétante n'a pas été de longue durée, le malade est sorti en bon état et a pu reprendre son travail, mais n'y a-t-il pas lieu de craindre pour lui dans un avenir plus ou moins éloigné, une tuberculose dont l'affection qu'il a présentée n'aurait été qu'une première atteinte.

A ce point de vue, nous pouvons ajouter qu'ayant revu ces jours-ci le malade qui fait l'objet de l'obs. IV et qui était en bon état depuis sa sortie de l'hôpital, sauf un peu de submatité et de faiblesse respiratoire à [la base, nous l'avons trouvé très pâli, très amaigri, il nous a dit tousser beaucoup, être sujet à des transpirations abondantes depuis notre dernier examen. Nous avons pu constater du côté opposé à la lésion des signes non douteux de tuberculisation pulmonaire qui n'existaient pas il y a deux mois ; respiration rude, granuleuse, avec expiration prolongée et retentissement de la toux au sommet, enfin quelques craquements secs sous la fosse sus-épineuse.

Tous ces faits sont importants car ils touchent de près à la question encore obscure de l'étiologie et du pronostic éloigné de la spléno-pneumonie et viennent confirmer ce que nous avons dit précédemment, au sujet des craintes qu'elle semble devoir inspirer pour l'avenir de ceux qui en ont été atteints.

TRAITEMENT

Cette partie de l'histoire de la spléno-pneumonie ne nous arrêtera pas longtemps; cependant il nous semble ressortir de son étude quelques données qui méritent d'appeler l'attention au point de vue thérapeutique et doivent tracer la voie d'un traitement raisonné.

Nous avons vu avec quelle désespérante ténacité la lésion pulmonaire résiste aux révulsifs même énergiques et répétés. Les vésicatoires, en effet, même appliqués d'une façon successive, paraissent n'avoir sur elle aucune action; dans l'observation IX il en a été posé quatre presque coup sur coup, sans le moindre bénéfice appréciable. Aussi ne pensons-nous pas que ce soit de ce côté qu'il faille chercher le moyen de modérer la maladie, d'en abréger la durée et d'en faciliter la résolution.

Dans une affection où, si elle n'est pas tout, la congestion joue certainement le plus grand rôle, c'est avant tout sur l'élément congestif qu'il faut agir, non seulement au début, afin de l'atténuer dès le principe, mais encore par la suite, à la période d'état toujours si prolongée, pour le tenir dans des limites restreintes et en hâter la disparition. Aussi croyons-nous que c'est à une médication énergique et répétée, capable de troubler profondément la circulation pulmonaire qu'il faut avoir recours;

et à ce point de vue l'éméto-cathartique nous semble devoir mériter la préférence. On connaît son action merveilleuse sur les vaisseaux du poumon tant par les efforts de vomissement qu'il entraîne que par la contraction spasmodique qu'il réveille dans le système circulatoire, en outre les évacuations alvines, souvent abondantes qu'il provoque ne sont pas sans effet sur la circulation générale, son rôle non seulement mécanique sur l'hyperhémie pulmonaire, mais encore pour ainsi dire physiologique, l'indique donc d'une façon toute spéciale dans la spléno-pneumonie et mérite, selon nous, d'être utilisé d'une façon plus ou moins répétée, suivant que le permettront les forces du malade, forces qui doivent avant tout être ménagées.

On pourra donc prescrire l'émétique à la dose de 0,05 centig., associé avec la poudre d'ipéca, à des intervalles plus ou moins rapprochés, selon l'intensité des cas et l'acuité de la fièvre, sur laquelle il agit toujours favorablement; tous les six à sept jours par exemple pendant les premières périodes, si la température est élevée et surtout si elle présente ces oscillations brusques, traces de poussées congestives sur lesquelles nous avons attiré l'attention et que nous retrouvons d'une façon manifeste dans quelques-uns de nos tracés.

On pourra également y associer pendant quelques jours la digitale, ce régulateur de la circulation qui agit aussi d'une façon efficace sur la tension congestive des vaisseaux du poumon.

Les émissions sanguines, les ventouses scarifiées par la révulsion qu'elles opèrent, par la déplétion légère qu'elles produisent dans le système circulatoire et par le soulagement qu'elles procurent au point de vue de la douleur, semblent donner de bons résultats et devoir être recommandées, chez les individus robustes.

On devra éviter autant que possible les préparations opiacées, qui, si elles calment la toux, ont l'inconvénient d'augmenter la congestion pulmonaire et de fatiguer l'estomac. Cependant il est certains cas où l'on sera presque forcé d'y recourir, lorsque la toux sera trop pénible, trop quinteuse, ou que la douleur deviendra intolérable comme dans l'obs. V, et nécessitera impérieusement une injection hypodermique de chlorhydrate de morphine.

Par la suite, lorsque les phénomènes généraux se sont amendés, que la fièvre est tombée et que l'appétit et les forces revenant, le malade se lève la plus grande partie de la journée, tout n'est pas encore terminé au point de vue du traitement. On voit, en effet, toujours une grande tendance à l'essoufflement et les signes physiques, souvent presque aussi accentués qu'au début, montrent encore la persistance de la lésion dont la résolution se fait attendre quelquefois si longtemps.

Dans cette période, pour essayer d'en abréger la durée il nous paraît indiqué de s'attacher surtout à faire fonctionner activement le poumon et à faire pénétrer l'air dans les alvéoles pulmonaires encore plus ou moins remplies par les exsudats, de façon à en faciliter la résorption. A ce point de vue, on ne saurait trop recommander l'usage d'une gymnastique respiratoire méthodique et graduée, à laquelle on astreindra le malade plusieurs fois par jour, et surtout celui des bains d'air comprimé, par un séjour plus ou moins prolongé suivant les cas, dans la cloche construite à cet effet.

Ajoutons qu'à cette période certains malades se sont bien trouvés de larges applications de teinture d'iode sur tout le côté affecté, renouvelées assez fréquemment.

Enfin, tout le temps de la maladie et même longtemps après la guérison apparente, il faut se préoccuper de l'état des forces du malade, les soutenir constamment par des toniques : (potion de Todd, vin ou extrait de quinquina, Bagnols, etc.), ainsi que par une nourriture substantielle, dès qu'on le pourra, quelquefois même y associer l'huile de foie de morue, en redoutant toujours une tuberculose ultérieure dont la spléno-pneumonie n'aurait pu être qu'une première manifestation.

CONCLUSIONS

Enfin, en terminant cette étude et pour la résumer, s'il nous est permis de poser quelques conclusions, nous établirons les propositions suivantes :

1° Il existe un état pathologique du parenchyme pulmonaire dont les symptômes dominants sont ceux de la pleurésie et auquel, depuis les recherches de M. le professeur Grancher, on est convenu de donner le nom de *spléno-pneumonie*.

2° Cette lésion mérite d'être distinguée de la congestion pulmonaire (type Woillez) et des pneumonies. Ses symptômes spéciaux, sa marche, son évolution particulière la séparent nettement des autres inflammations du poumon et permettent de la regarder comme une entité morbide distincte.

3° Quelle que soit l'acuité de ses premières périodes, sa résolution est toujours fort lente et demande des mois à s'effectuer. La maladie peut même passer à l'état chronique ce qui permet d'en établir une forme prolongée, chronique à côté des formes aiguës et subaiguës.

4° Le plus souvent consécutive à un refroidissement elle se montre avec une prédominance marquée chez les individus jeunes et les adultes (de 15 à 40 ans), mais on l'observe aussi quoique moins nettement chez l'enfant.

Elle affecte une prédilection frappante pour le sexe masculin. Toujours unilatérale, elle semble bien plus fréquente du côté gauche, mais peut toutefois siéger à droite.

5° Au point de vue de sa nature, elle semble être une broncho-pneumonie subaiguë, où la splénisation joue le plus grand rôle et où une exsudation abondante et de faible densité dans les alvéoles pulmonaires est probablement la cause des signes physiques, si rapprochés à tous égards de ceux de la pleurésie.

6° Au point de vue du pronostic, elle ne semble pas grave immédiatement et guérit toujours, du moins momentanément, quelle qu'en soit la durée, mais certains faits tendent à faire penser que bien souvent elle est liée à la tuberculose.

7° Le diagnostic est basé sur un certain nombre de signes dont aucun n'est pathognomonique, mais qui, par leur réunion ou même par l'association de quelques-uns d'entre eux, constituent une base d'extrême probabilité.

La certitude n'est absolue, ces signes existant, que par la ponction capillaire exploratrice, toujours inoffensive lorsqu'elle est pratiquée en s'entourant des précautions nécessaires.

8° Au point de vue thérapeutique, on luttera surtout contre l'hypérémie pulmonaire du début par les ventouses répétées, par les vomitifs qu'on renouvellera si l'afflux sanguin est intense, autant que le permettront les forces du malade, enfin à l'intérieur par la digitale.

A la période d'état où l'on a peu d'action sur la lésion,

les badigeonnages fréquents avec la teinture d'iode paraissent agir plus efficacement que les révulsifs énergiques tels que les vésicatoires même répétés à de courts intervalles.

Au moment où la résolution semble commencer, il y aurait peut être utilité pour la hâter, de recommander une gymnastique respiratoire méthodique et les inhalations d'air comprimé.

Enfin tout le temps de la maladie, mais surtout vers la fin, on ne manquera pas de soutenir les forces du malade par des toniques : Potion de Todd, vin ou extrait de quinquina, Bagnols et par une alimentation substantielle dès qu'on le pourra, en raison des craintes qui peuvent toujours exister pour l'avenir au point de vue de la tuberculose.

INDEX BIBLIOGRAPHIQUE

BALZER. — Nouveau dictionnaire de médecine et de chirurgie pratique. Art. Pneumonie.

BOUILLAUD. — Clinique médicale de l'hôpital de la Charité. Paris, 1837, t. II.

E. BOURGEOIS. — De la congestion pulmonaire simple. Th. Paris, 1870.

CADET DE GASSICOURT. — Traité clinique des [maladies de l'enfance. Paris, 1880, t. Iᵉʳ.

CHARCOT. — Cours de la Faculté de médecine. 1877.

DAMASCHINO. — Des différentes formes de la pneumonie chez les enfants. Th. doct. Paris, 1867

F. FRANCK. — Déviation latérale de sternum dans les épanchements pleurétiques. Le signe du cordeau. Gaz. hebdom., 6 mars 1885.

GRANCHER. — De la pneumonie massive. Paris, 1878.

— Rapport du tympanisme sous-claviculaire avec les autres signes au point de vue du pronostic des épanchements pleurétiques. Bullet. et mém. de la Soc. méd. des hôpit. 1883 (année 1882).

— De la spléno-pneumonie. Bullet. et mém. de la Soc. méd. des hôpit. 1884 (année 1883).

GUENEAU DE MUSSY. — Clinique médicale, t. IV. Paris, 1885.

JACCOUD. — Sur la pleurésie aiguë multiloculaire et sur les adhérences du diaphragme. Bullet. de l'Acad. de méd., 1879.

A. JOFFROY. — Des différentes formes de la broncho-pneumonie. Th. agrég., 1880.

LAENNEC. — De l'auscultation médiate. Paris, 1819.

LANDOUZY (de Reims). — Nouvelles données sur le diagnostic de la pleurésie. Arch. gén. de méd. 1856.

LÉVISTE. — De l'atélectasie pulmonaire. Gaz. méd. des hôpit. 1883, n° 91.

MONNERET. — Ondulation pectorale dans l'état physiologique et dans les maladies. Revue médico-chirurgicale. Paris, 1848.

OULMONT. — De la transmission de la voix au travers des épanchements pleurétiques. Revue médico-chirurgicale. Paris, 1855.

PEYROT. — Etude expérimentale et clinique sur le thorax des pleurétiques et sur la pleurotomie. Th. doct. Paris, 1876.

— Sur les tensions thoraciques dans les épanchements de la plèvre. Arch. gén. de méd. 1876, t. II.

A. PITRES. — De la voussure du thorax et du signe du cordeau chez les pleurétiques. Journ. de méd. de Bordeaux, 1885, n° 30.

POTAIN. — Indications de la thoracentèse et appareil pour la pratiquer avec précision. Congrès du Havre, 1877.

— Fluxion pleuro-pulmonaire. Congrès de Rouen, 1883.

L. QUEYRAT. — Contribution à l'étude de la congestion pulmonaire. Revue de médecine, janvier et mai 1885.

— Note sur deux cas de spléno-pneumonie. Revue de médecine, mars 1886.

ROMMELAERE. — De l'atélectasie pulmonaire. Bruxelles, 1881.

SERRAND. — Etude clinique sur les rapports entre la congestion pulmonaire et la pleurésie aiguë avec épanchement. Th. Paris, 1878.

SOREL. — Note sur la pleuro-pneumonie. Gaz. hebdomad., 1882, n° 40.

R. TRIPIER. — De la valeur de la pectoriloquie aphone dans le diagnostic de la nature des épanchements pleurétiques. Lyon médical, 1878.

VERLIAC. — Remarques sur le diagnostic des épanchements pleurétiques et les indications de la thoracentèse chez les enfants. Th. Paris, 1865.

WOILLEZ. — Traité clinique des maladies aiguës des organes respiratoires. Paris, 1872.

TABLE DES MATIÈRES

HAVRE. — IMPRIMERIE DU COMMERCE, 3, RUE DE LA BOURSE